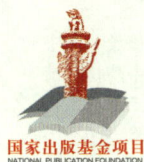

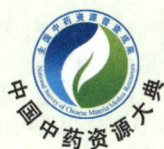

中国中药资源大典
——中药材系列

中药材生产加工适宜技术丛书
中药材产业扶贫计划

国家出版基金项目
NATIONAL PUBLICATION FOUNDATION

远志生产加工适宜技术

总 主 编　黄璐琦

主　　编　滕训辉　乔永刚

副 主 编　闫敬来　刘根喜　金晓旭

中国医药科技出版社

内 容 提 要

《中药材生产加工适宜技术丛书》以全国第四次中药资源普查工作为抓手，系统整理我国中药材栽培加工的传统及特色技术，旨在科学指导、普及中药材种植及产地加工，规范中药材种植产业。本书为远志生产加工适宜技术，包括：概述、远志药用资源、远志种植加工技术、远志特色适宜技术、远志药材质量评价、远志现代医药研究、远志中药性能与应用等内容。本书适合中药种植户及中药材生产加工企业参考使用。

图书在版编目（CIP）数据

远志生产加工适宜技术 / 滕训辉，乔永刚主编 . — 北京：中国医药科技出版社，2017.11

（中国中药资源大典 . 中药材系列 . 中药材生产加工适宜技术丛书）

ISBN 978-7-5067-9520-3

Ⅰ . ① 远…　Ⅱ . ① 滕… ② 乔…　Ⅲ . ① 远志—中药加工

Ⅳ . ① R282.71

中国版本图书馆 CIP 数据核字（2017）第 201374 号

美术编辑　陈君杞

版式设计　锋尚设计

出版　中国医药科技出版社

地址　北京市海淀区文慧园北路甲 22 号

邮编　100082

电话　发行：010-62227427　邮购：010-62236938

网址　www.cmstp.com

规格　710×1000mm　$^1/_{16}$

印张　$10^1/_2$

字数　102 千字

版次　2017 年 11 月第 1 版

印次　2017 年 11 月第 1 次印刷

印刷　北京盛通印刷股份有限公司

经销　全国各地新华书店

书号　ISBN 978-7-5067-9520-3

定价　25.00 元

中药材生产加工适宜技术丛书
—— 编委会 ——

总 主 编 黄璐琦

副 主 编 （按姓氏笔画排序）

王晓琴	王惠珍	韦荣昌	韦树根	左应梅	叩根来
白吉庆	吕惠珍	朱田田	乔永刚	刘根喜	闫敬来
江维克	李石清	李青苗	李旻辉	李晓琳	杨 野
杨天梅	杨太新	杨绍兵	杨美权	杨维泽	肖承鸿
吴 萍	张 美	张 强	张水寒	张亚玉	张金渝
张春红	张春椿	陈乃富	陈铁柱	陈清平	陈随清
范世明	范慧艳	周 涛	郑玉光	赵云生	赵军宁
胡 平	胡本祥	俞 冰	袁 强	晋 玲	贾守宁
夏燕莉	郭兰萍	郭俊霞	葛淑俊	温春秀	谢晓亮
蔡子平	滕训辉	瞿显友			

编 委 （按姓氏笔画排序）

王利丽	付金娥	刘大会	刘灵娣	刘峰华	刘爱朋
许 亮	严 辉	苏秀红	杜 弢	李 锋	李万明
李军茹	李效贤	李隆云	杨 光	杨晶凡	汪 娟
张 娜	张 婷	张小波	张水利	张顺捷	陈清平
林树坤	周先建	赵 峰	胡忠庆	钟 灿	黄雪彦
彭 励	韩邦兴	程 蒙	谢 景	谢小龙	雷振宏

学术秘书 程 蒙

本书编委会

主　　编　滕训辉　乔永刚

副 主 编　闫敬来　刘根喜　金晓旭

编写人员　（按姓氏笔画排序）

王　璐（山西中医药大学）

乔永刚（山西农业大学）

刘根喜（山西中医药大学）

闫敬来（山西中医药大学）

李缠平（山西省永和县中医院）

张松英（山西省清徐县中医院）

金晓旭（山西华元医药集团有限公司）

滕训辉（山西省药物培植场）

序

我国是最早开始药用植物人工栽培的国家，中药材使用栽培历史悠久。目前，中药材生产技术较为成熟的品种有200余种。我国劳动人民在长期实践中积累了丰富的中药种植管理经验，形成了一系列实用、有特色的栽培加工方法。这些源于民间、简单实用的中药材生产加工适宜技术，被药农广泛接受。这些技术多为实践中的有效经验，经过长期实践，兼具经济性和可操作性，也带有鲜明的地方特色，是中药资源发展的宝贵财富和有力支撑。

基层中药材生产加工适宜技术也存在技术水平、操作规范、生产效果参差不齐问题，研究基础也较薄弱；受限于信息渠道相对闭塞，技术交流和推广不广泛，效率和效益也不很高。这些问题导致许多中药材生产加工技术只在较小范围内使用，不利于价值发挥，也不利于技术提升。因此，中药材生产加工适宜技术的收集、汇总工作显得更加重要，并且需要搭建沟通、传播平台，引入科研力量，结合现代科学技术手段，开展适宜技术研究论证与开发升级，在此基础上进行推广，使其优势技术得到充分的发挥与应用。

《中药材生产加工适宜技术》系列丛书正是在这样的背景下组织编撰的。该书以我院中药资源中心专家为主体，他们以中药资源动态监测信息和技术服务体系的工作为基础，编写整理了百余种常用大宗中药材的生产加工适宜技术。全书从中药材的种植、采收、加工等方面进行介绍，指导中药材生产，旨在促进中药资源的可持续发展，提高中药资源利用效率，保护生物多样性和生态环境，推进生态文明建设。

丛书的出版有利于促进中药种植技术的提升，对改善中药材的生产方式，促进中药资源产业发展，促进中药材规范化种植，提升中药材质量具有指导意义。本书适合中药栽培专业学生及基层药农阅读，也希望编写组广泛听取吸纳药农宝贵经验，不断丰富技术内容。

书将付梓，先睹为悦，谨以上言，以斯充序。

中国中医科学院　院长

中　国　工　程　院　院　士　张伯礼

丁酉秋于东直门

总 前 言

中药材是中医药事业传承和发展的物质基础，是关系国计民生的战略性资源。中药材保护和发展得到了党中央、国务院的高度重视，一系列促进中药材发展的法律规划的颁布，如《中华人民共和国中医药法》的颁布，为野生资源保护和中药材规范化种植养殖提供了法律依据；《中医药发展战略规划纲要（2016—2030年）》提出推进"中药材规范化种植养殖"战略布局；《中药材保护和发展规划（2015—2020年）》对我国中药材资源保护和中药材产业发展进行了全面部署。

中药材生产和加工是中药产业发展的"第一关"，对保证中药供给和质量安全起着最为关键的作用。影响中药材质量的问题也最为复杂，存在种源、环境因子、种植技术、加工工艺等多个环节影响，是我国中医药管理的重点和难点。多数中药材规模化种植历史不超过30年，所积累的生产经验和研究资料严重不足。中药材科学种植还需要大量的研究和长期的实践。

中药材质量上存在特殊性，不能单纯考虑产量问题，不能简单复制农业经验。中药材生产必须强调道地药材，需要优良的品种遗传，特定的生态环境条件和适宜的栽培加工技术。为了推动中药材生产现代化，我与我的团队承担了农业部现代农业产业技术体系"中药材产业技术体系"建设任务。结合国家中医药管理局建立的全国中药资源动态监测体系，致力于收集、整理中药材生产加工适宜技术。这些适宜技术限于信息沟通渠道闭塞，并未能得到很好的推广和应用。

本丛书在第四次全国中药资源普查试点工作的基础下，历时三年，从药用资源分布、栽培技术、特色适宜技术、药材质量、现代应用与研究五个方面系统收集、整理了近百个品种全国范围内二十年来的生产加工适宜技术。这些适宜技术多源于基层，简单实用、被老百姓广泛接受，且经过长期实践、能够充分利用土地或其他资源。一些适宜技术尤其适用于经济欠发达的偏远地区和生态脆弱区的中药材栽培，这些地方农民收入来源较少，适宜技术推广有助于该地区实现精准扶贫。一些适宜技术提供了中药材生产的机械化解决方案，或者解决珍稀濒危资源繁育问题，为中药资源绿色可持续发展提供技术支持。

本套丛书以品种分册，参与编写的作者均为第四次全国中药资源普查中各省中药原料质量监测和技术服务中心的主任或一线专家、具有丰富种植经验的中药农业专家。在编写过程中，专家们查阅大量文献资料结合普查及自身经验，几经会议讨论，数易其稿。书稿完成后，我们又组织药用植物专家、农学家对书中所涉及植物分类检索表、农业病虫害及用药等内容进行审核确定，最终形成《中药材生产加工适宜技术》系列丛书。

在此，感谢各承担单位和审稿专家严谨、认真的工作，使得本套丛书最终付梓。希望本套丛书的出版，能对正在进行中药农业生产的地区及从业人员，有一些切实的参考价值；对规范和建立统一的中药材种植、采收、加工及检验的质量标准有一点实际的推动。

2017年11月24日

3

前　言

本书旨在对道地远志种植规范及采收加工技术进行系统地总结和整理，是指导中药材绿色种植与加工的专业科学普及书，内容包括远志的药用资源、种植与加工技术、特色适宜技术、药材质量评价、现代医药研究、中药性能与应用等。既要反映远志药材的最新研究成果，还要继承和发扬传统的技术方法，更要与远志生产加工实际相结合，力求适宜、实际、实用、实效。努力推动中药材规范化种植，促进中药资源与精准扶贫融合，确保中药资源可持续利用与健康发展。

在编写过程中得到了山西中医学院、山西省药物培植场、山西农业大学等科研院所的专家、学者以及第四次中药资源普查人员的全力支持和帮助，并提供部分技术资料和图片。为了提高本书编写质量，还引用了相关专家学者发表的论著，在此一并致谢。

由于编者水平有限，尽管我们已经做了最大的努力，疏漏和不足之处仍在所难免，敬请广大读者指正。

特别提示：本书中所列中医方剂的功能主治及用法用量，仅供参考，实际服用请遵医嘱。

编者

2017年3月

目　录

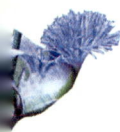

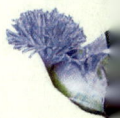

3

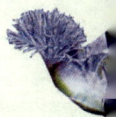

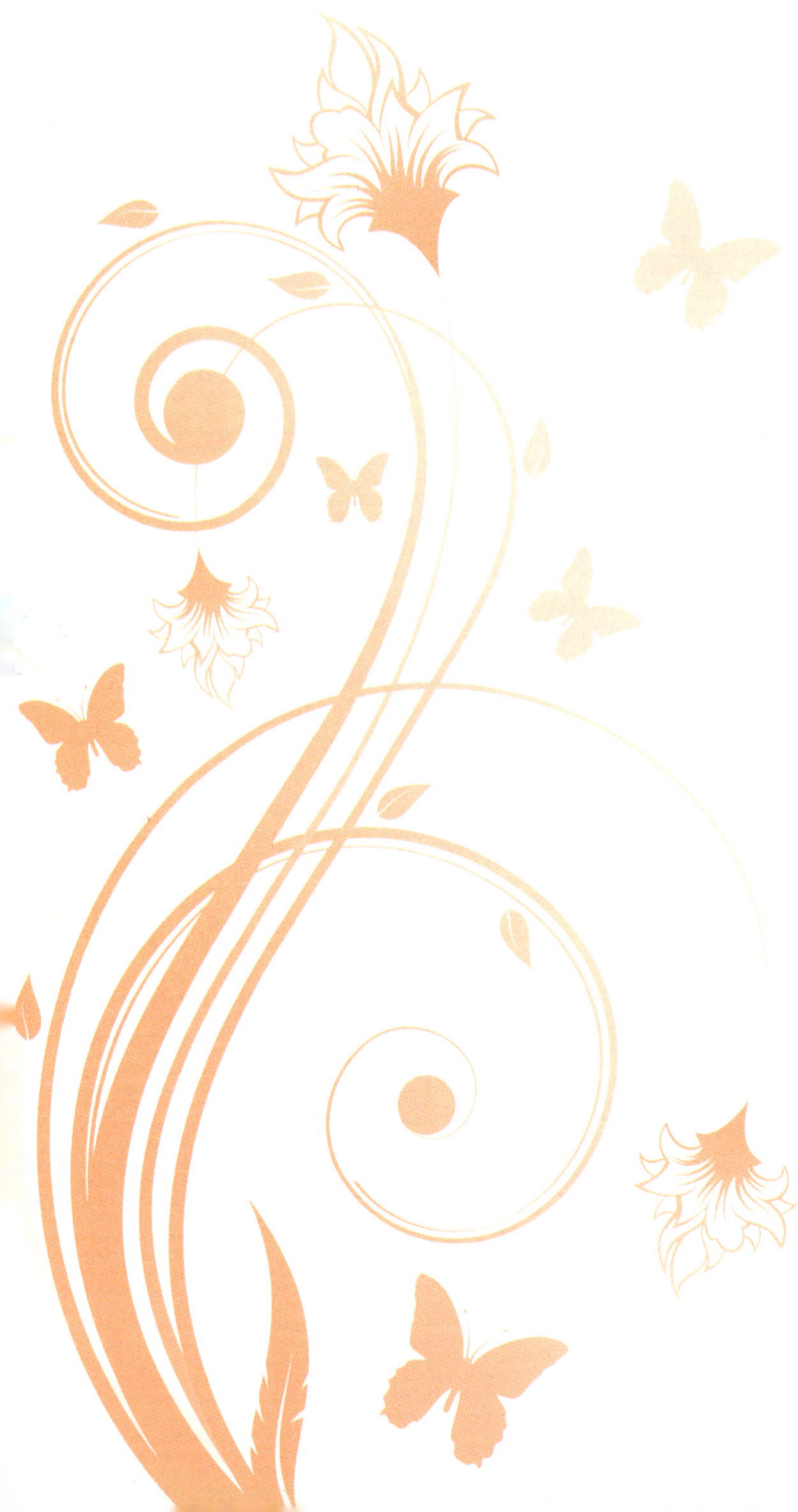

第1章

概　述

远志为常用中药。商品为远志科植物远志*Polygala tenuiolia* Willd.或卵叶远志*Polygala sibirica* L.的干燥根。其味苦、辛，性温。归心、肾、肺经。具有安神益智，交通心肾，祛痰，消肿的功能。用于心肾不交引起的失眠多梦、健忘惊悸、神志恍惚，咳痰不爽，疮疡肿毒，乳房肿痛。细叶远志的地上部分（全草）也做药用，称之为"小草"，主益精，补阴气，止损虚、梦泄。远志历史上以野生资源供应市场，现以种植为主。产于山西、陕西一带者称"关远志"，为道地药材。由于野生资源急剧减少，远志和卵叶远志已被列入国家重点保护野生药材物种Ⅲ级名录。

我国野生远志分布广泛，山西吕梁山区、陕北高原、晋南盆地及陇东平原蕴藏量达2000t，占全国的70%。河北坝上高原的张北、张家口、隆化等地年收购量约有100t，占全国的20%，其商品特点为根条肥大、皮细肉厚、色泽黄白、气味特殊，销往全国各地并出口。

目前在山西、陕西、河北和山东等地均有人工远志分布。山西主要集中于新绛、闻喜、稷山、侯马、万荣、临汾、汾阳、平遥、绛县等地，其中以新绛、闻喜、稷山一带的远志种植技术较为成熟，远志种植已经成为当地的一项主要产业，2016年远志种植总面积在4.5万亩以上，年销售量达到2000t，占全国总销售量的70%以上，成为重要的远志种植、加工、购销集散地。

第2章

远志药用资源

第一节　远志的植物学特征与分类检索

一、植物学形态特征

1. 远志*Polygala tenuifolia* Willd. 远志科 Polygalaceae远志属 *Polygala*。别名：葽绕，蕀菀，小草、细草，线儿茶，小草根，神砂草，红籽细草。

为多年生草本，高15～50cm；主根粗壮，韧皮部肉质，浅黄色，长达10cm。茎多数丛生，直立或倾斜，具纵棱槽，被短柔毛。单叶互生，叶片纸质，线形至线状披针形，长1～3cm，宽0.5～1（～3）mm，先端渐尖，基部楔形，全缘，反卷，无毛或被极疏微柔毛，主脉上面凹陷，背面隆起，侧脉不明显，近无柄。总状花序呈扁侧状生于小枝顶端，细弱，长5～7cm，通常略俯垂，少花，稀疏；苞片3，披针形，长约1mm，先端渐尖，早落；萼片5，宿存，无毛，外面3枚线状披针形，长约2.5mm，急尖，里面2枚花瓣状，倒卵形或长圆形，长约5mm，宽约2.5mm，先端圆形，具短尖头，沿中脉绿色，周围膜质，带紫堇色，基部具爪；花瓣3，紫色，侧瓣斜长圆形，长约4mm，基部与龙骨瓣合生，基部内侧具柔毛，龙骨瓣较侧瓣长，具流苏状附属物；雄蕊8，花丝3/4以下合生成鞘，具缘毛，3/4以上两侧各3枚合生，花药无柄，中间2枚分离，花丝丝状，具狭翅，花药长卵形；子房扁圆形，顶端微缺，花柱弯曲，顶端呈喇叭形，柱头内藏。蒴果圆形，径约4mm，顶端微凹，具狭翅，无缘毛；种子卵形，径约2mm，黑色，密被白色柔毛，具发达、2裂下延的种阜。花

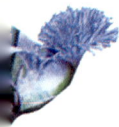

果期5～9月。

本种近于西伯利亚远志*Polygala sibirica* Linn.，唯本种近无毛，叶片线形至线状披针形，近无柄；总状花序通常呈扁侧状生于小枝顶端，稍俯垂；花较小，龙骨瓣背面无毛，花丝3/4以下合生成鞘，3/4以上两侧各3枚合生，花药无柄。中间2枚分离；蒴果近圆形，具狭翅，但无缘毛，易于区别（图2-1）。

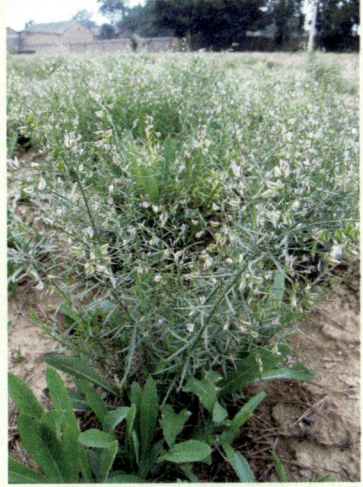

图2-1　远志原植物

2. 西伯利亚远志，*Polygala sibirica* L. var. *sibirica* 远志科 Polygalaceae远志属 *Polygala*。别名：卵叶远志瓜子金，阔叶远志，青玉丹草，女儿红，小叶远志，大远志，辰砂草，瓜子草，远志，小丁香，蓝花地丁，万年青。

为多年生草本，高15～20cm；茎、枝直立或外倾，绿褐色或绿色，具纵棱，被卷曲短柔毛。单叶互生，叶片厚纸质或亚革质。卵形或卵状披针形，稀狭披针形，长1～2.3（～3）cm，宽（3～）5～9mm，先端钝，具短尖头，基部阔楔形至圆形，全缘，叶面绿色，背面淡绿色，两面无毛或被短柔毛，主脉上面凹陷，背面隆起，侧脉3～5对，两面凸起，并被短柔毛；叶柄长约1mm，被短柔毛。总状花序与叶对生，或腋外生，最上1个花序低于茎顶。花梗细，长约7mm，被短柔毛，基部具1披针形、早落的苞片；萼片5，宿存，外面3枚披针形，长4mm，外面被短柔毛，里面2枚花瓣状，卵形至长圆形，长约6.5mm，宽约3mm，先端圆形，具短尖头，基部具

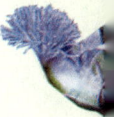

爪；花瓣3，白色至紫色，基部合生，侧瓣长圆形，长约6mm，基部内侧被短柔毛，龙骨瓣舟状，具流苏状鸡冠状附属物；雄蕊8，花丝长6mm，全部合生成鞘，鞘1/2以下与花瓣贴生，且具缘毛，

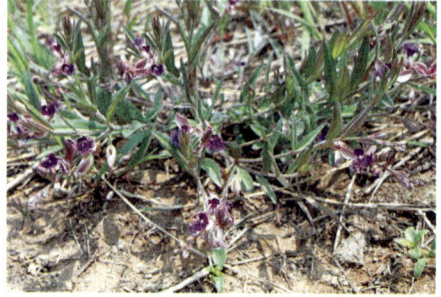

图2-2　西伯利亚远志原植物

花药无柄，顶孔开裂；子房倒卵形，径约2mm，具翅，花柱长约5mm，弯曲，柱头2，间隔排列。蒴果圆形，径约6mm，短于内萼片，顶端凹陷，具喙状突尖，边缘具有横脉的阔翅，无缘毛。种子2粒，卵形，长约3mm，径约1.5mm，黑色，密被白色短柔毛，种阜2裂下延，疏被短柔毛。花期4～5月，果期5～8月（图2-2）。

二、植物学分类检索

1. 远志属*Polygala* Linn.

一年生或多年生草本、灌木或小乔木，有时具刺（我国不产）。单叶互生，稀对生或轮生（我国不产），叶片纸质或近革质，全缘，无毛或被柔毛。总状花序顶生、腋生或腋外生；花两性，左右对称，具苞片1～3枚，宿存或脱落；萼片5，不等大，宿存或脱落，2轮列，外面3枚小，里面2枚大，常花瓣状；花瓣3，白色、黄色或紫红色，侧瓣与龙骨瓣常于中部以下合生，龙骨瓣舟状，兜状或盔状，顶端背部具鸡冠状附属物；雄蕊8，花丝连合成一开放的鞘，并与花瓣贴生，花药基部着生，有柄或无柄，i室或2室，顶孔开裂；花盘有或无；子房2室，两侧扁，每室具1下垂倒生

胚珠；花柱直立或弯曲，弯曲状况依龙骨瓣形状而定，柱头1或2。果为蒴果，两侧压扁，具翅或无，有种子2粒；种子卵形、圆形、圆柱形或短楔形，通常黑色，被短柔毛或无毛，种脐端具1帽状、盔状全缘或具各式分裂的种阜，另端具附属体或无。

本属植物中一些种的根入药，含远志皂苷、远志碱、远志糖醇、远志素、树脂、脂肪油等成分，有镇咳化痰、活血止血、益智安神、散郁的功能。

远志基原植物及其近缘植物分类检索表

1 萼片花后全部脱落，稀1枚外萼片宿存，龙骨瓣具狭条状或片状鸡冠状附属物。

 2 总状花序顶生、假顶生或与叶对生，稀圆锥花序；鸡冠状附属物狭条状；蒴果果片常具环状肋纹；种子球形，种阜盔状……………………………………………

…………………………… **黄杨远志亚属 Subgen. Chamaebuxus Duchartre**

 2 总状花序腋生或顶生，鸡冠状附属物片状；蒴果果片无环状肋纹；种子卵球形，无种阜，或具种阜并被短柔毛……………………………………………………

……………… **小扁豆亚属 Subgen. Pseudosemeiocardium (Adema) J. Chrtek**

1 萼片花后全部宿存，龙骨瓣具流苏状鸡冠状附属物（远志亚属Subgen. Polygala）。

 3 雄蕊之花丝全部合生成一侧开放的鞘，或仅中间的2枚2/3以上分离。

  4 花丝全部合生成一侧开放的鞘。

   5 总状花序顶生，侧生花瓣远较龙骨瓣长，花丝鞘内侧被柔毛；花柱顶端画笔状，柱头着生于画笔之中部；蒴果长圆形，种子密被绢毛 …………………………

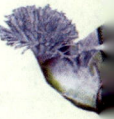

························· 新疆远志 *Polygala hybrida* **DC.**

5 总状花序腋生、腋外生或与叶对生；侧生花瓣与龙骨瓣等长或稍短；花丝鞘内侧无毛，仅具缘毛；花柱顶端不为画笔状；蒴果圆形或倒心形，种子被短柔毛。

6 叶片纸质，披针形至线状披针形，两面疏被卷曲短柔毛，侧脉不明显；总状花序腋外生；蒴果倒心形至近圆形，直径约4mm，具狭翅及缘毛 ·············

························· 隆子远志 *Polygala lhunzeensis* **C. Y. Wu et S. K. Chen**

6 叶片近革质，卵形至卵状披针形，两面无毛或沿脉被短柔毛，侧脉3～5对，两面突起；花序与叶对生；蒴果圆形，直径6mm，具阔翅，无缘毛 ·············

························· 瓜子金 *Polygala japonica* **Houtt.**

4 花丝两侧各3枚全部合生，中间2枚2/3以上分离。

7 一年生铺散小草本，高不及15cm；总状花序腋生或腋外生，极短，长不及叶；花白色，稀紫红色，侧瓣三角状菱形，边缘皱波状；蒴果无翅，直径约2mm ···

························· 小花远志 *Polygala arvensis* **Willd.**

7 多年生直立草本，高15cm以上；总状花序顶生、或呈偏侧状生于小枝顶端，稀腋生、较叶长；花紫红色，侧瓣长圆形或椭圆形，边缘不为皱波状；蒴果具狭翅，直径约4mm。

8 总状花序顶生，有时腋生，长不及2cm；花瓣仅2枚，雄蕊6～8，蒴果边缘具缘毛，种阜3裂；叶片线形至椭圆状披针形，宽3～4mm ·············

························· 单瓣远志 *Polygala monopetala* **Camb.**

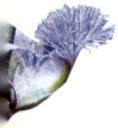

8 总状花序呈偏侧状生于小枝顶端，长5～7cm，略俯垂；花瓣3枚，雄蕊8；蒴果边缘无毛，种阜2裂；叶片线形至狭长圆状披针形，宽0.5～1（3）mm

.... 远志 *Polygala tenuifolia* **Willd.**

3 雄蕊之花丝2/3以下合生成鞘，以上分离。

  9 植物体密被平展的刺毛状长毛。

    10 多年生直立或铺散草本；叶片互生，椭圆形或倒卵状椭圆形，先端钝或微凹、总状花序腋生或与叶对生，长1.2～2cm，3枚花瓣分离，鸡冠状附属物无柄

.... 西南远志 *Polygala crotalarioides* **Buch.-Ham. ex DC.**

    10 一年生直立草本；叶近对生，阔卵形至长圆状椭圆形，先端钝，具短尖头；总状花序腋上生，长0.5～1cm；花瓣基部合生，鸡冠状附属物具柄 ....

.... 合叶草 *Polygala subopposita* **S. K. Chen**

  9 植物体仅被卷曲短柔毛或近无毛，决不为平展的长柔毛。

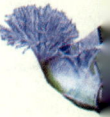

    11 花柱顶部扩大为斜杯状或马蹄形，往头1，乳突状。

      12 花柱顶部扩大为斜杯状，杯之顶端具1簇柔毛，柱头生于杯之下缘；叶线状披针形或披针形，下部叶4～5片假轮生，上部叶互生 ....

.... 圆锥花远志 *Polygala paniculata* **L.**

      12 花柱顶部扩大呈马蹄形，无簇毛，柱头生其内；叶全部互生。

        13 纤细平卧小草本；叶片膜质，披针形至狭披针形，两面无毛，长10～20mm，宽2.5～3mm，花小，长不及3mm；蒴果倒卵状椭圆形，长

3mm，宽约2.5mm······················ 金花远志 *Polygala linarifolia* **Willd.**

13 直立草本，茎枝较粗；叶片纸质，倒卵形、椭圆形至披针形，长2.6～10cm，宽1～1.5cm，疏被短柔毛；花大，长约4.5mm；蒴果圆形，直径约2mm ···················· 华南远志 *Polygala glomerata* **Lour.**

11 花柱顶部不扩大为杯状或马蹄形，柱头2。

14 一年生草本；茎单1或分枝。

15 茎纤细，具狭翅状纵棱；茎下部叶片卵形、密、上部叶片披针形至线状披针形、疏散；内萼片倒卵形，鸡冠状附属物蝶结状；蒴果具两侧不等的狭翅；总状花序顶生 ·············· 长叶远志 *Polygala longifolia* **Poir.**

15 茎枝稍粗，无棱翅；叶片披针形或线状披针形，较均匀地排于茎枝上；内萼片圆形或阔倒卵形；鸡冠状附属物流苏状；蒴果两侧具相等的狭翅及缘毛；总状花序枝叉生 ········· 蓼叶远志 *Polygala persicariifolia* **DC.**

14 多年生草本。

16 叶片无光泽，侧脉不明显。

17 茎、枝和花序被直而不卷曲的短柔毛；总状花序腋外生或假顶生；蒴果倒心形，具狭翅，疏具短缘毛·· 西伯利亚远志 *Polygala sibirica* **L.**

17 茎、枝、花序均被卷曲短柔毛；花序顶生或与叶对生；蒴果圆形，具阔翅。

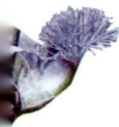

18 总状花序顶生，长3～6cm，具7～18花，花长7～9mm，舟状外萼片

背面沿中肋具狭翅，内萼片斜卵形，先端圆形 ……………………………

………………………… 香港远志 *Polygala hongkongensis* Hemsl.

18 总状花序与叶对生，长1.5～2cm，具3～8花，花长约6mm，舟状外

萼片中肋无翅，内萼片倒卵状渐尖，似镰刀状 ……………………………

……………… 丽江远志 *Polygala lijiangensis* C. Y. Wu et S. K. Chen

16 叶片具光泽，侧脉及细脉明显，具两面突起。

19 茎簇生，不分枝或少分枝；叶片线状披针形至椭圆状披针形，长

15～25mm，宽3～5mm；总状花序顶生或腋生；苞片线形，开花时

宿存；内萼片卵状长圆形至椭圆状长圆形，花瓣中部以下合生，鸡

冠状附属物大 …………… 雅致远志 *Polygala elegans* Wall. ex Royle

19 茎单1或多分枝；叶片披针形至椭圆状披针形，长15～30mm，宽

5～10mm，总状花序与叶对生或腋生；苞片卵状披针形，早落；内

萼片倒卵状长圆形，3片花瓣离生鸡冠状附属物小 …………………

……………………………… 卡西远志 *Polygala khasiana* Hassk.

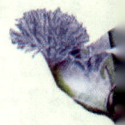

三、两种远志植物形态结构鉴别

1. 营养器官的形态特征

细叶远志为多年生草本，高20～40cm，根圆柱形，长达40cm，肥厚，淡黄白色，

具有少数侧根。茎直立或铺散，丛生；上部多分枝。叶互生；叶片狭线形或线状披针形，长1～4cm，宽1～3mm；无柄或近无柄。卵叶远志与细叶远志相似，主要区别在于茎多分支，被短绒毛，叶纸质至近革质，椭圆形至矩圆状披针形或宽披针形，长1～3cm，宽3～6mm；微被柔毛，具骨质短尖头，主脉在上表面隆起，侧脉不明显；有短柄。

2. 生殖器官的形态特征

细叶远志的总状花序长2～14cm，偏侧生于小枝顶端，常稍弯曲；花淡蓝紫色，长约6mm，花梗细弱，长3～6mm；苞片3枚，极小，易脱落；萼片5，外轮3枚较小，线状披针形，内轮2枚呈花瓣状，花瓣3枚，基部合生，两侧花瓣为歪倒卵形，中央花瓣较大，呈龙骨瓣状，背面顶端有撕裂成条的鸡冠状附属物；雄蕊8枚，花丝2/3以下联合成鞘状，上1/3两边各3枚合生，中间2枚离生；子房倒卵形，扁平，花柱线形，柱头两裂蒴果扁平，边缘狭翅，绿色种子密被白色短绒毛，上端有白色发达的种阜，3裂下延。花期5～8月，果期7～10月（图2-3）。

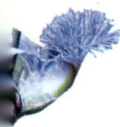

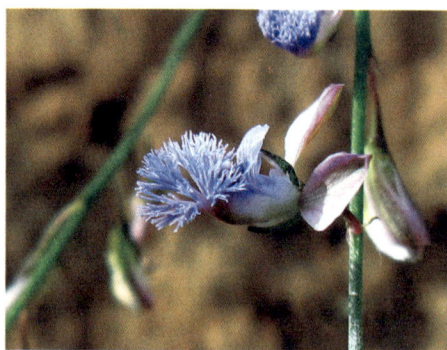

图2-3　远志花的形态特征

卵叶远志的总状花序则为腋外生或假顶生，通常高出茎顶；萼片5，背部及边缘具缘毛，外轮3枚小，披针形，内轮2枚大，花瓣状；花瓣3枚，蓝紫色，侧生花瓣倒卵形，2/5以下与龙骨瓣合生，龙骨瓣较长，背面顶端有撕裂成条的鸡冠状附属物；雄蕊8枚，3/4以下联合成鞘状，1/4以上各4枚合生；子房倒卵瓜蒴果近倒心形，直径约5mm，具狭翅，翅宽0.5mm种子黑棕色，被白色短绒毛，种阜3裂下延。花期4～7月，果期5～9月（图2-4至图2-6）。

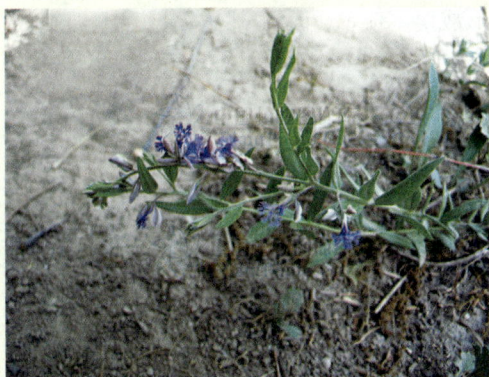

图2-4　西伯利亚远志花序

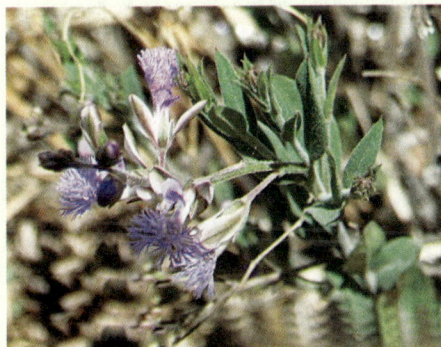

图2-5　西伯利亚远志

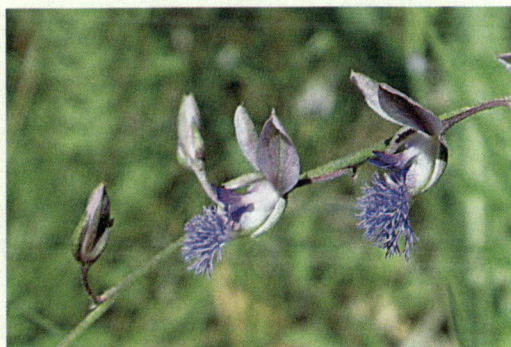

图2-6　西伯利亚远志花的形态特征

3. 根的解剖结构

根是远志的药用器官，其结构特征对药材鉴别和产量有直接影响，因此成为解剖结构研究的主要对象细叶远志根的初生结构主要由表皮、皮层和中柱构成次生结构具有双子叶植物根的典型特点，由周皮和维管组织构成横切面观，其木栓层由10余列细胞组成，外侧1～2列细胞大多扁平，切向延长，径向壁较整齐；内侧细胞形状不规则，壁略呈微波状弯曲，有纹孔，壁呈间断状皮层薄壁细胞类圆形或长圆形，有纹孔群，有时有横隔而形成母子细胞，细胞内充满脂肪油滴，韧皮部宽广。

形成层不明显，木质部导管散在或数个成群，圆多角形，直径6～42μm；木纤维多成群排列，多角形，直径5～20μm，壁厚3～4μm；木薄壁细胞较小，壁木质化增厚；射线宽1～3列细胞，无髓。根组织及粉末观察，丰富的脂肪油滴以及木栓细胞有细密纹孔这两个特征在细叶远志中很稳定，可以将其作为鉴别细叶远志的依据之一。

卵叶远志根的初生结构与细叶远志根类似，次生结构也是由周皮和维管组织构成，木栓层为5～12列细胞，厚98～260μm，外侧3～8列细胞类长方形或多角形，排列较整齐，壁木质化，有纹孔，壁呈间断状；内侧6列细胞不整齐，壁微木质化或不木化，有少许脂肪油滴散在皮层较窄，偶见母子细胞，有脂肪油滴。韧皮部较宽，有时可见封闭组织。木质部导管散在或切向排列成环，不规则多角形或类圆形，直径15～46μm；木纤维多成群，直径10～15μm，壁厚约3μm，与木化的木薄壁细胞紧密排列；木射线宽1列细胞，少数2～3列，壁微木化。

4. 花粉粒形态

我国学者曾对远志属8种植物花粉粒做了扫描电镜观察其中，细叶远志的花粉粒近球型，大小为25.3～26.5μm，具有16～18个孔沟，沟间距离约2.8μm，脊较光滑；沟膜宽1.3～2μm，表面纹饰模糊，脊面有颗粒状纹饰；卵叶远志的花粉粒长球型，大小为（28～31）μm×（30～32）μm，具有16个孔沟，沟间距离约3μm，脊较光滑；沟膜宽1.4～2μm，表面有颗粒状纹饰，两脊面有凹陷的沟纹，形似脑纹。

第二节　远志的资源概况

一、中国远志属药用植物资源及地理分布

远志是常用中药，来源于远志科远志属的多种植物。《中国药典》（2015年版）收载其来源为远志科植物细叶远志（远志）*Polygala tenuifolia* Willd.和宽叶远志（卵叶远志）*Polygala sibirica* L.的根。除了以上两种远志外，远志属的多种药用植物在民间应用广泛并很早就有文字记载如瓜子金，最早出现在《植物名实图考》中。在国外，除了细叶远志外，更多的使用同属植物美远志*Polygala seoeg*，而且已有数百年的历史。在《美国处方集》（N.F.第十版),《英国副药典》（B.P.G 1963年版),《日本药局方》（第八版）中均有记载，其功效与细叶远志相近。

远志科远志植物全世界约500种，广布于全世界，我国远志属植物有42种，8变种，主要分布南方的广西、广东、云南、贵州等地，特别是西南比较丰富，但商品远志的产地均集中在北方，以山西、陕西两地产量最大。传统也认为这两地产的质量最好。东北、华北、甘肃、河南、山东以及安徽等省的部分地区也有一定产量，其植物来源主要是细叶远志*Polygala tenuifolia* Willd.，少数为宽叶远志*Polygala sibirica* L.。瓜子金在全国大部分地区以全草入药。苦远志*Polygala sibirica* var. *stenophylla*主要分布于云南，当地收购全草作为紫花地丁用，黄花倒水莲*Polygala fallax*在广西有收购，华南远志*Polygala glomerata*在两广部分地区有商品，广西商品名为紫背金牛，

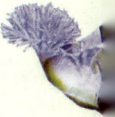

广东名为大金不换。其他种均在民间使用（表2-1）。

表2-1　远志属药用植物地理分布

名称	分布	药用部位	传统疗效
黄花远志	皖、赣、陕、贵、鄂、桂、川、滇	根皮	清热解毒，祛风除湿，补虚消肿
小花远志	苏、浙、皖、赣、台、粤、桂、滇	全草	散瘀止血，化痰止咳，解毒消肿
尾叶远志	鄂、粤、桂、川、贵、滇	根	止咳平喘，清热利湿，通淋
西南远志	川、云、藏	根	顺气化痰，活血止痛，补心安神
黄花倒睡莲	赣、闽、湘、粤、桂、滇	根	补益气血，健脾利湿，活血调经
华南远志	闽、桂、粤、滇、川	全草	清热解毒，消积活血，祛痰止咳散痰
新疆远志	新	全草	祛痰利窍，益智安神，消肿止痛
瓜子金	华东、华南、华北、西北、西南	全草	镇咳化痰，活血止血，解毒安神
曲江远志	湘、粤、桂	全草	止咳，消肿，消食
大叶远志	赣、闽、粤	全草	止咳，消食
蓼叶远志	桂、川、贵、滇	全草	清热解毒，开胸散结
卵叶远志	东北、华北、西北、华中、西南	全草	滋阴清热，祛痰解毒
苦远志	滇	全草	清热解毒，祛风止痛，拔毒生肌
和合草	滇、贵	全草	清热解毒
小扁豆	全国大部分地区	全草	清热解毒
远志	东北、华北、西北、华中、四川、皖、苏、鄂部分地区	根皮	益智安神，散瘀
密花远志	桂、滇、藏	根	补肾壮阳
小叶密花远志	桂、滇、藏	根	散风祛湿，舒经活血
长毛远志	鄂、赣、湘、桂、川、滇	根	活血解毒，滋补强壮，舒经散血
肾果小扁豆	桂、滇、藏	全草	治疗小儿疳积

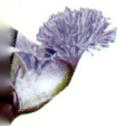

续表

名称	分布	药用部位	传统疗效
香港远志	赣、湘、粤、川	全草	活血化痰，解毒
狭叶香港远志	苏、皖、浙、赣、闽、粤	全草	益智安神，散瘀化痰，退肿
贵州远志	贵、滇	根	止咳化痰，宁心安神

《中国植物志》将远志属分为三个亚属：黄杨远志亚属、小扁豆亚属及远志亚属，而其中以远志亚属的药用植物最多。根据植物学形态，可将远志属药用植物分为木本和草本。黄杨远志亚属多为灌木；小扁豆亚属为灌木，亚灌木和草本均有；远志亚属为草本。此外，各种远志根外形有较大差别，木本远志根较粗大，草本远志根较细；一年生者皮较薄，多年生者皮较厚。木本远志多以根入药，而草本远志因根较细，皆以全草入药（除远志外）。

从药源来看，根据徐国钧等调查发现，现在市场上远志的主流品种是细叶远志，此外有少量的宽叶远志和瓜子金，云南商品紫花地丁的原植物是苦远志，广西商品倒水莲的原植物是黄花倒水莲，广西紫背金牛和广东大金不换的原植物是华南远志，各地瓜子金的来源是瓜子金。另外，云南红河州的"甜远志"，谢宗万认为是荷包山桂花（黄花远志）（*Polygala arillata* Buch. –Ham.）。

另一方面，从地理分布来看远志属植物的分布有一个明显的特征，那就是从北到南越来越多，西北的新疆、内蒙古、青海等地只有1～2种，而华北和东北的种类也不多。越往南，远志属的植物种类就越来越多，特别是西南的云南、贵州、

17

广西品种最为丰富，自北向南，由草本向木本渐渐过渡，如远志的产地主要在北方，向东延伸到江苏以及湖北省的部分地区，向西到四川，南方则无。就安徽的远志属的植物分布而言，安徽共有4种，安徽的远志主要分布在淮河以北，而淮河以南则无，往南被瓜子金所取代，再向南至皖南一带出现了狭叶香港远志和黄花远志，开始向木本演化。就全国来看，这种趋势更加明显。小扁豆亚属的植物有草本、亚灌木和灌木，很可能是远志由草本向木本过渡的一个类群，其中小扁豆广布全国，很可能是一个过渡的种。陈书坤在研究国产远志属的过程中，也是根据远志属植物的花、果实、种子、种阜及花粉粒形态和地理分布特征将国产远志属分为3个亚属和4个远志及远志属，其他药用植物在临床有广泛的应用，对远志属植物亲缘关系与地理分布之间相关性的研究，将有助于更好地开发和利用我国的远志药用植物资源。

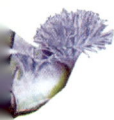

二、药用远志资源概况

（一）野生远志资源现状

1. 分布及群落状况

（1）地理分布　远志生于草原、山坡草地、灌丛中以及杂木林下，海拔200～2300m。分布于我国黑龙江、吉林、辽宁、内蒙古、河北、山西、陕西、宁夏、甘肃、青海、西藏、河南、山东、江苏、安徽、浙江、江西、湖南、湖北、四川等地区。而主要分布于西北、华北和东北地区。主产于河北迁西、平山、平泉、隆化、易县、承德、邢台、抚宁、迁安、漠源，河南卢氏、林县、陕县、辉县、荥阳、巩义、洛宁、密县，山西天镇、阳高、五台、忻州、临县、石楼、吉县、定襄、兴县、榆次、曲沃、绛县、稷山、新绛、闻喜、万荣、夏县、平陆、芮城。另外，山东淄川、沂水、博山、枣庄、沂源，辽宁义县、阜新、彰武、凌海，吉林通辽白城地区，内蒙古伊克昭盟、赤峰、杭锦、敖汉旗等，陕西潼关、大荔、澄城、蒲城、韩城、延长、绥德、神木、华阴，宁夏固原、同心、盐池，甘肃清水、武山、张家川等地的产量亦较大。

卵叶远志生于砂质土、石砾和石灰岩山地灌丛，林缘或草地，海拔1100～4300m。分布地区与远志基本相同，产全国各地，但在江苏、安徽、浙江、江西、湖南和湖北无卵叶远志分布。而其在新疆有分布。

（2）群落状况　远志是一种适应性很强的中旱生植物，喜凉爽、忌高温、耐干旱、怕水涝，常见于北方向阳山坡草地、林缘、田埂和路旁处。亚热带中高山地也有零星分布。常分布于下列群落：沙棘灌丛、榛灌丛、白羊草草丛、线叶菊草丛、羊茅-线叶菊-石生杂类草草丛、百里香草草丛、铁杆蒿草丛等。

2. 资源储量与质量

我国野生远志分布广泛，其中以山西、陕西一带所产质量最好、产量最大。山西吕梁山区、陕北高原、晋南盆地及陇东平原蕴藏量达2000t，占全国的70%。河北坝上高原的张北、张家口、隆化等地年收购量有100t左右，约占全国的20%，其商品特点为根条肥大、皮细肉厚、色泽黄白、气味特殊，销往全国各地并出口。

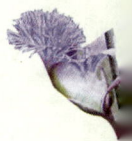

（二）人工种植远志资源发展现状

远志野生资源的日益匮乏以及需求量的快速增长，使得人工种植远志日益受到人们的重视。我国远志栽培历史较短。20世纪80年代末在山西晋南的闻喜、新绛、稷山等县才开始有少量人工栽培。

1. 人工种植远志资源区域分布

目前在山西、陕西、河北和山东等地均有人工种植远志分布。山西主要集中于新绛、闻喜、稷山、侯马、万荣、临汾、汾阳、平遥、绛县等地，其中以新绛、闻喜、稷山稷王山–峨嵋岭台地一带的远志种植技术较为成熟。远志种植已经成为了当地的一项主要产业，2016年远志种植总面积在4.5万亩以上，年销售量达到2000t，占全国总销售量的70%以上，成为重要的远志种植、加工、购销集散地。

2. 人工种植远志产量与质量

据调查不同地区栽培远志的产量和质量存在明显差异，这主要是由于生态环境和栽培管理措施上存在差异。在精细管理条件下生长3年的栽培远志，外观质量参照国家商品远志等级标准，50%～70%可达到一级以上水平，且每亩鲜远志产量能达500kg。而在粗放管理条件下生长3年的栽培远志，其外观质量难以达到国家要求的一级商品远志水平。由于保苗率低，产量也只能达到每亩鲜远志200～300kg，甚至更低。这说明精耕细作在远志种植中是十分必要的。造成一些地区种植远志管理粗放的原因主要有两个方面：一是存在远志是抗逆性较强的植物，只要抓住苗，不需要精细管理也能很好生长的错误观念；二是远志种植劳动投入大，较为费工，价格低迷时，采用精细管理，与其他作物相比不划算农民不愿投入较多劳力。

（三）太行山中部野生远志分布与岩石相关性研究

1. 远志生长的岩石环境特征

太行山区野生远志主要分布在海拔500～1500m的阳坡或半阳坡草地、小路旁，伴生植物多为禾本科、菊科植物。本区出露岩石有黑云斜长片麻岩、斜长角闪岩、大理岩、花岗岩、石灰岩等，岩石上存在厚度不足10cm的土壤。根据第四纪地质地貌分析和挖掘探测剖面，发现岩石缝隙中的土壤深度在10～30cm之间，主要是由下面的基岩风化而来的原生土壤，土壤的化学成分受下面的岩石成分影响。所以研究岩石的分布和岩石成分，可了解同一个地区的远志分布存在差异的原因，进而为远志的人工栽培提供理论依据。

2. 岩石与远志分布数量的关系

太行山中部野生远志调查区内分布有黑云斜长片麻岩、花岗岩、辉绿岩、石英岩和大理岩5种岩石类型，每种岩石上远志的分布数量不同。在以黑云斜长片麻岩为基岩的出露区，远志的分布在灵寿陈庄为4600～5500株/公顷，阜平城南庄为4200～5100株/公顷，行唐口头为5300～6100株/公顷。有着相近数量的株数在以花岗岩为基岩的出露区，远志的分布数量明显下降，灵寿陈庄下降为800～1600株/公顷，阜平城南庄下降为900～1100株/公顷，行唐口头下降为1000～1700株/公顷。在以辉绿岩为基岩的调查区远志的分布最多为300株/公顷。全区的石英岩上基本上没有见到远志，在大理岩分布区最多100株/公顷岩石类型的分布与远志的分布有着明显的相关性。

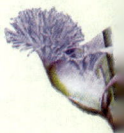

远志的分布区主要集中在花岗岩和片麻岩区，在其他岩石上的分布几乎为零，其原因可能是该种岩石从成分结构、构造上能够提供远志不同生长期的适宜环境。

野生远志主要分布在调查区的片麻岩上，可能与两方面的因素有关首先是岩石的化学成分，片麻岩中元素种类丰富，尤其是植物生长需要的大量元素如Mg、Na、K、P等含量较高。而其他岩石元素种类少，上述大量元素含量较低，不利于远志的生长。其次与岩石的结构有关，片麻岩形成在28亿年前，具有中粗粒鳞片变晶结构，片麻状条带状或条痕状构造元素含量丰富，易风化，风化后产物存在于岩石表面，风化深度为几米至几十米，风化较好的残留物叫麦饭石，风化物黏性小，含水、保水，同时还能排水。片麻岩中的石英、长石颗粒能把过多的水分排掉，而云母片间长时间保持少量水分。蛭石是云母风化的产物，是幼苗培养的良好基质。远志种子很小，长轴直径只有0.2mm，种子的萌动力量较小，同时种子在夏季成熟，光照强，雨量大，种子和幼苗易受水和光照的影响。而黑云斜长片麻岩疏松的粒状、片状结构，为种子提供了天然苗床，既有充足的水分，又不会被水淹没或冲走，夏季与远志伴生的禾本科植物已经长高，起到遮阴作用，这些都为远志种子萌发提供了良好的条件。黑云斜长片麻岩还有发育的劈理结构，即纵横交错的小裂隙，这些小裂隙的交汇处，给远志提供了一个天然种植穴，深为0.3～0.5m，垂直向下，幼苗主根可以向下延伸，一旦长成，自然力很难把它从岩石缝隙中破坏出来，可以长期生长下去。而花岗岩、石英岩、大理岩等坚硬不易风化，风化后的产物不易保水，小裂隙少，不利于远志的生长。

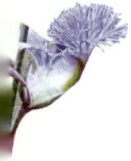

三、晋产远志种质资源药材性状研究

山西为远志的主要产区之一，也是道地产区。李占林等比较了山西各气候区药材的生境，鲜、干根性状特征以及果实（种子）特征结果表明山西各气候区野生远志生境不同，其鲜根性状与药材性状在粗度、颜色、分枝、表皮纹理、韧皮部断面厚薄与色泽上均有差别；栽培种质与野生种质资源相比，鲜、干根性状特征差异尤为明显，说明山西不同气候区远志种质资源药材性状具有多样性，为远志种质资源的进一步研究提供了依据。

（一）野生药材性状特征（表2-2）

表2-2　晋产野生远志性状特征

编号	鲜根性状	药材性状	所属气候区	地点	海拔（m）
1	圆柱形，直径0.4～0.8cm。黄色，近芦头部分呈灰棕色，部分鲜根有红色与黄白色小段相间，红黄分明。红棕色与黄棕色相间，不十分分明，可辨认	黄色至黄棕色，质脆，易折断，部分根皮表面呈浅红棕色与黄棕色相间，不十分分明，可辨认	晋南	闻喜	750
2	圆柱形，直径0.4～0.8cm，黄色至浅棕色	灰黄色至灰棕色，有横皱纹及裂纹，断面韧皮部黄白色	上党	沁县	1000
3	圆柱形，较细，直径0.2～0.5cm。表皮黄白色，近芦头处黄棕色	黄色至浅灰黄色，近芦头部表皮灰棕色，表皮横皱纹较少，有细纵纹，断面韧皮部黄白色	晋西丘陵	石楼	1000
4	圆柱形，高垾粗，平地与缓坡地较细，直径0.3～0.8cm。表皮黄白色至黄棕色，平地药材表皮色较浅	表皮灰黄色至黄棕色，有深陷横沟纹，断面韧皮部黄白色	吕梁山	岚县	2000
5	圆柱形，较粗，直径0.6～1cm。表皮灰白色至灰黄色，部分鲜根上有红色与灰黄色相间小段	灰黄色至灰棕色，有较密而深陷的横皱纹及裂纹，断面皮部黄色	太原	汾阳	1300

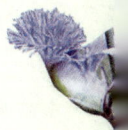

续表

编号	鲜根性状	药材性状	所属气候区	地点	海拔（m）
6	圆柱形，较细，分枝多而短。主根直径0.3～0.6cm。表皮颜色较深	灰棕色至灰褐色，横皱纹相对较少，断面韧皮部棕黄色	晋东南山区	沁源	2000
7	圆柱形，较细、短，直径0.2～0.5cm。根表皮颜色稍深，灰黄色	灰棕色，表皮横皱纹相对较少	河、保、兴丘陵	兴县	2000
8	圆柱形，直径0.4～0.8cm。表皮黄白色，近芦头部位浅黄棕色	黄色至灰黄色，断面韧皮部黄白色	晋东低山丘陵	寿阳	1200
9	圆柱形、细、短，直径0.2～0.5cm。表皮黄白色	表面灰黄色，断面黄色，韧皮部较薄	忻定	忻州	800
10	圆柱形，较细，直径0.3～0.6cm。表皮颜色稍深，黄棕色	灰棕色，横皱纹较少，细纵纹较多，韧皮部棕黄色，木部黄白色	晋西北	平鲁	1400
11	圆柱形，细，较均匀，直径0.4～0.6cm。表皮颜色黄棕色，近芦头部位与根身颜色相近	灰棕色，横皱纹深陷，有裂纹，支根少，断面韧皮部黄棕色，木部黄白色	恒山、五台山	繁峙	934
12	圆柱形、细、短，分枝较多。表皮颜色较深	灰黄色至黄褐色，韧皮皮部色稍深	大同	应县	1500
13	圆柱形，粗细较为均匀，直径0.7～1.0cm。根皮颜色浅，根身与近芦头部位根皮颜色相近，黄白色	黄色，纵沟纹较多，裂纹少，支根少、粗，断面皮部色比表皮色略浅	太原	汾阳	1300
14	圆柱形，粗细较均匀，根较直，直径0.5～0.8cm。根皮黄白色，色浅，根身与近芦头部根皮颜色相近	黄色，纵沟纹较多，裂纹少。支根少、粗，断面皮部色比表皮色略浅，质脆，略硬	晋南	闻喜	800

注：除13（汾远1号）、14（闻喜栽培种）外，各药材按其所属农业气候区由南至北编号

（二）野生与栽培药材质量对比情况

远志栽培种与野生种相比，鲜根性状与药材性状根表皮颜色明显变浅，质地硬而脆，药材粉末油润性不及野生远志打粉没有野生远志容易。但远志皂苷元、多糖含量均高于各气候区野生远志。

第三节　远志资源面临的问题与对策

一、远志资源利用现状

远志的年销量为3000t左右，在国内外市场非常热销，尤其是对于韩国、日本等东南亚国家，每年都有大量出口，随着与该品种有关的新药开发和新用途的研究，其用量正逐年增加。

20世纪80年代以前，远志商品基本依赖野生资源供应，80年代以后已有部分家种品补充。随着远志用量的逐年增加，野生资源已经不能满足市场需要，国家为保护野生资源，积极推广远志种植，远志商品药材已逐渐由野生品为主转变为家种品为主。近年来，中药市场上远志一直处于货少价扬的状况，且优质远志的货源不足，造成这种情况的原因主要有以下几个方面：①药用远志的供应长期以来一直以野生为主，虽然近年来山西、陕西等地有远志栽培，但随着其消费与出口量的增大，有限的栽培药材供不应求；②远志药材的生长周期长一般需要3年时间才能成材；③远志的栽培技术要求较高，费时费工，阻碍了远志生产的快速发展；④人为滥采滥挖，不仅造成野生资源的严重破坏，在过去的有些产区已很难找到成片分布的远志，而且当地地表植被破坏，可能导致水土流失与沙漠化，使野生远志生存环境不断恶化。

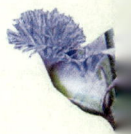

二、面临的问题

1. 远志野生种质资源破坏严重

远志规模化栽培始于20世纪80年代末，在此之前历代均用野生药材。野生药材因生长缓慢、植株矮小、单株产量低、生长分散和不易采收等原因而使收购日趋困难。同时，大量采挖使各地资源明显减少，分布区域缩小，药材质量也随之下降，加之对生态环境的破坏，其密度和再生能力明显减弱，产生"越挖越少、越少越贵、越贵越挖"的恶性循环，这种现象在一些经济贫困的地区，特别是在没有更好的经济来源，当地群众靠采挖远志卖钱来获取一定经济收入的地区，表现更为突出。此外，过度放牧以及自然灾害等也对远志资源造成了一定破坏。随着远志需求量的进一步增加应合理开发利用现有资源，保护生态环境，使野生资源得以休养生息。同时，应进行人工栽培远志研究，实现以野外采挖为主到人工栽培为主的转变，培育新资源，以弥补野生资源的不足。

2. 种质混杂，退化严重

据笔者多年研究与调查各主产区的栽培远志田间个体植物形态区别很大，在花色、株高、分枝多少、叶片大小、株型等方面存在较大差异，主要原因是大部分栽培远志经过短期的引种驯化，尚没有形成栽培的品种，药农引种时又存在盲目性，未经筛选。因此栽培群体混杂，植株间个体差异较大，这很可能会直接影响药材的品质，影响程度如何还有待进一步研究。如在山西、陕西、河北等有远志栽培的地区，药农所用的远志种子，有的是由药材市场采购，有的自产自用，有的直接采自野生远志的种子，当地政府也没有加以引导和管理，造成种源相当混杂，经过二三代种植后，远志个体间的植物形态和药材性状等出现较大差异，出现了变异和退化。

3. 对远志及同属近缘植物资源缺乏系统研究

世界远志科远志属植物约500种，我国有远志属植物42种8变种。在我国入药的远志品种除远志和卵叶远志外，远志属的多种药用植物在民间应用相当广泛，并很早就有文字记载。目前共23种远志在民间被广泛应用。虽然有学者对国内一些地区的远志属植物的化学成分、主要有效成分含量、习惯用药以及组织培养等方面作了一些研究工作，为这些药材的医药价值及其品质评价、扩大用药资源提供了科学依据。但这远远不够，应当对远志属内各个种的分类和系统位置的划分进行研究，通过对远志及其同属近缘种的系统分析，不仅可以选育出新品种、扩大药源、缓解远志的供需矛盾，还能为远志种间杂交提供理论依据。

4. 栽培种植技术不完善

据调查远志播种有三种方式：直播、育苗、无性繁殖，以直播方式为主，直播分条播与穴播两种。各文献关于株行距的记载不一，条播有18～20cm/3cm、15～20cm/3～6cm；穴播株行距20cm/15cm或20cm/10cm，每穴4～8粒，出苗后每穴留2～3株。育苗于3月份，在苗床上条播育苗，株行距10cm/3cm，苗高3～6cm时移栽也可以在温室采用塑料育苗盘及蛭石作基质育苗，1粒种子1穴，8～10天出苗，大田移栽成活率高。采用种子直播或育苗，覆土宜浅，仅1cm，用

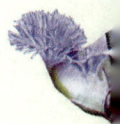

未完全燃尽草木灰覆盖效果更好，亩用种0.5～1kg。远志种子细小，刚出土的幼苗抵抗力极弱，出苗20天内应加强管理。远志苗期应勤除草，保持地表疏松，避免杂草掩盖远志植株。远志还可无性繁殖，选直径0.3cm左右根，截成5～6cm小段，于上冻前或四月上旬下种，株距15～20cm，每隔10~12cm放短根2～3节，覆土3cm深，每亩需栽20～30kg，以芦头部分的种栽发芽率最高。远志育苗移栽收获时根部分叉多、主根短、不易加工。栽培年限2～3年不等，以3年居多。可见远志栽培种植技术各异，无规范可言，有些药农为了节约劳动成本，随意使用农药和除草剂，虽然降低了远志生产成本，却造成药材农药残留超标，使远志的药材品质受到损害。

5. 药材质量差，重金属污染严重

目前远志人工栽培已具有一定的规模，要想进一步发展，必须瞄准国际市场，但我们面临着进入国际市场的一个重要限制因素，即药材的质量太差。远志根系质量标准低及滥用化肥和农药等现象的存在已经严重地影响了中成药和中药保健品的质量，成为中医药事业发展的"瓶颈"，也成为我国远志走上国际市场的一个重大障碍。近年来，国际贸易市场大刮环保风，绿色认证制度日趋盛行北美、欧洲及东南亚地区，许多国家都出台了相应的法规，对包括中药在内的植物药提出了重金属和农药残留等方面的限量指标，我国远志屡屡在这个标准上超标，是远志出口多年徘徊不前的一个主要原因。

三、远志种质资源可持续利用对策

1. 加强野生资源保护

远志野生资源主产区的蕴藏量逐年锐减，有的地区已经很难找到，如果任其发展，若干年后远志很有可能陷入濒临灭绝的境地。各级政府应当根据《野生药材资源保护管理条例》等法律法规，依法加强远志野生资源的保护和管理，加大宣传力度，改变人们的"资源无限，野生无主，谁采谁有"的错误观念，有条件的地区可与企业联合，加大投入，在远志的主产区建立自然保护区，实行轮封轮采，采育结合，尽快恢复远志的野生资源，保障远志资源的可持续利用。

2. 建立种质资源圃

远志种质资源是经过长期自然演化和近几十年人工创造而形成的一种重要自然资源，是进行远志选育良种不可缺少的物质基础，也是进行生物学研究的重要材料。搜集远志同属近缘野生种、各地野生远志和不同变异的栽培植株，建立种质资源圃，能够为远志品种改良提供材料，可增强远志抗病性、抗自然灾害的性能，达到改进品质，提高产量的目的。一些破坏比较严重的区域，采取常规保护措施难以恢复远志资源，应抓紧时间采集种源，在当地建立适当规模的种质资源圃，保住当地的种质资源，条件成熟时，对野生资源进行重建和恢复。

3. 产品开发与资源保护并重

在新药审批时，应严格要求审批单位提供原料药的药源资料，比如产地、资源

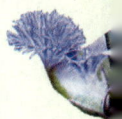

状况、野生资源利用方式、物种生物学特性、抚育更新方法、资源保护措施、基地建设规划等相关内容。在野生远志资源的开发利用过程中应要求'谁利用、谁保护",保证资源的可持续利用。资源环境保护是当今世界的重大任务,必须在政策上加以规范,切实做到远志资源的开发和保护并重,避免产品投入生产后,由于政策缺陷,对远志资源等造成严重破坏的悲剧重演。

4. 加强绿色、优质远志栽培技术体系的研究

发展远志的人工种植,用栽培远志来取代野生远志是实现远志资源可持续利用最根本的有效措施。但是,目前栽培远志的劳动投入大、农残超标等问题严重影响着其取代野生远志的进程。国家和地方政府应加强对远志栽培研究的支持力度,从播种方法、需肥特性、病虫害防治、田间管理等多个方面入手,建立一套完善的绿色、优质远志栽培技术体系,使远志种植成为一种地方特色产业,既振兴地方经济,又能实现远志资源的可持续利用。

5. 充分利用种质资源,选育高产、高效的远志优良品种

种质资源是中药材生产的源头,是培育优良品种的遗传物质基础,在药材优良品质形成过程中起着关键作用。各个远志的主产区虽然已有一定的栽培面积,但是目前还没有培育出经国家正式审定的远志优良品种,有些远志经过几代栽培后,产量降低,质量参差不齐,出现了种质退化现象。调查中发现不同产地以及同一产地的远志个体之间在植物形态上有较大差异,相对应的远志根的形状、颜色差别也很大,表明远志种内存在着丰富的遗传变异,如在山西省农科院经作所远志试验田中

的远志花有蓝紫色、淡蓝色之分，茎有青、紫两种颜色，在株高、株形、分枝数等生物学性状上也存在较大差异，因此可以根据远志种质的差异进行栽培远志的良种选育研究，筛选出适应不同生态环境且有效成分含量高的优良品种，是实现远志相关产业可持续发展的有力保证。

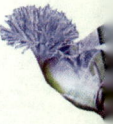

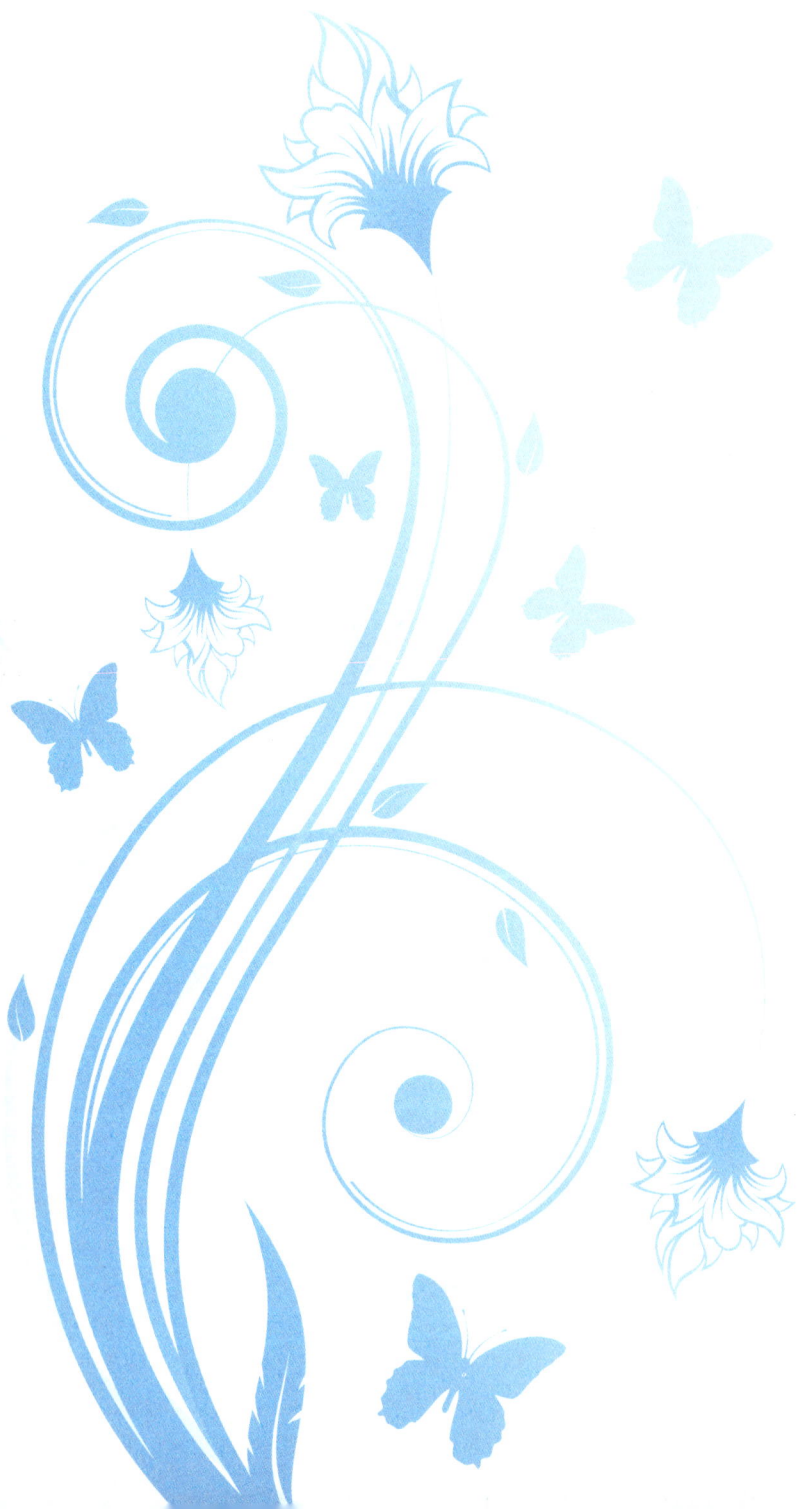

第3章

远志种植加工技术

第一节　远志的生物学特性

一、生态学特性

远志是一种适应性很强的中旱生植物，喜凉爽忌高温，耐干旱怕水涝，常见于北方向阳山坡草地、林缘、田埂和路旁处，亚热带中高山地也有零星分布。常分布于下列群落：砂棘灌丛、榛灌丛、白羊草草原、线叶菊草原、羊茅–线叶菊–石生杂类草草原、百里香草草原、铁杆蒿草原等（图3–1和图3–2）。

远志适宜的气候条件为全年太阳总辐射量120～140 000cal/cm^2，以135 000cal/cm^{2}为最佳；年平均气温–4～6℃，能承受–30℃的低温，耐38℃的高温，但持续时间过长，地上茎会提前凋萎，甚至影响种子成熟；年降水量300～500mm。春季植物返青季节和开花期需水量多，降水量的最佳范围为200mm左右，适宜土壤为栗钙土、灰色土和草原黄砂。黏土和低湿地不适于生长。

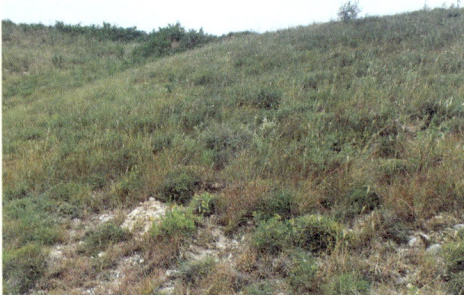

图3–1　远志生境

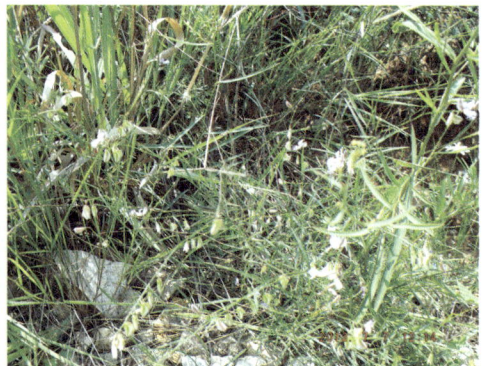

图3–2　远志群落

二、生物学特性

（一）种子

1. 种子特性与寿命

远志种子形态建成最快时期在前

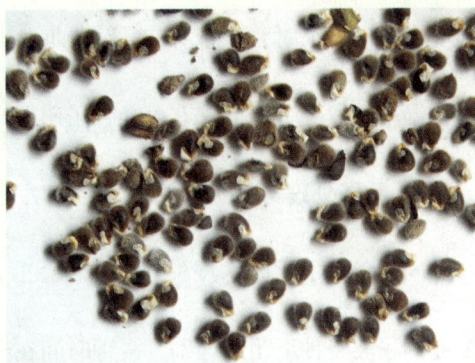

图3-3　远志种子

18天，特别是第6～16天为其生长较

快时期；远志种子生理成熟最快时期

在第16～23天，在这7天中，种子发

芽率提高了63.8%；远志种子落粒情

况是随着种子发芽率的提高而升高，至开花后第23天，远志种子大部分已经成熟，

可以采收。远志从开花受精到种子成熟只需约23天时间，生长较快，但远志花期较

长，从6月上旬至8月中旬，在开花期间，新的总状花序不断长出，种子随熟随落，

因而收获远志种子应分批采收，且在盛花期开始后，约23天收获一次较为适宜。种

子千粒鲜质量3.7～5.8g，种子具有形态后熟特性（图3-3）。

据赵云生试验表明，各年份采收的远志种子发芽率与文献报道不符，2001年

采收远志种子至2004年其发芽率仍达86%，远大于文献报道的17%，2002、2003

年采收的远志种子至2004年其发芽率亦大于文献报道70%，即使2000年采收远志

种子，贮存4年后，至2004年，其发芽率仍达53%，提示远志种子易于发芽，可贮

存3年。

2. 种子萌发

远志种子繁殖时，通常播种7~10天出苗。在空气及芽床中有一定湿度的前提下，远志在温度15℃以下无萌发现象，甚至全部丧失生长能力；若在同等条件下，温度在22~25℃时，种子有70%左右萌发生长，但以较高的25~30℃为好，在有光照的变温箱内发芽率降低，有可能种子萌发时为光所抑制。

3. 种子处理与生长的关系

同等条件下用温水浸种与不浸种，前者比后者提前1天萌芽并生长较快。用不同浓度的尿液浸种无明显区别。浸种时间在5~8小时内无差异。

4. 种子的质量

种子质量是远志生产中的关键环节之一。田伟等采用常规方法测定不同产区、不同批次远志种子的饱满度、净度、千粒重、发芽率等指标，比较不同产地远志种子的质量。结果发现不同来源的远志种子质量上存在较大差异。其中山西绛县远志种子在饱满度、净度、发芽率和发芽势等指标上均表现较好，饱满度达95.67%，净度达95.11%，发芽率达94.7%，发芽势达68%。该研究制定了生产上用种的质量要求，为远志生产基地的选种或制种提供了参考依据。

研究表明：山西新绛种子的饱满度最高，达98.33%；而河南卢氏的最低，为80%，表明其瘪籽较多，这可能与种子采收的方法、时间有关；其他产区种子的饱满度均在93%~97%之间。山西绛县与河北灵寿种子的净度较高，分别为95.11%、91.04%，而陕西时通与河南禹州种子的净度较低，分别为77.08%、78.97%，其他产区种子的净度均在81%～86%之间。除河南卢氏种子外，其他产区种子的千粒重均在3.0g以上。各产区种子的含水量均小于10%，明显低于国家规定粮食作物含水量要求。

各产区远志种子发芽能力差异很大。山西绛县种子的发芽率、发芽势和发芽指数均较高，分别为94.7%、68%、19.05；而河南禹州种子的发芽率、发芽势和发芽指数均较低，分别为4.87%、3.98%、0.61。其他产区种子的发芽率在19%～78%之间，发芽势在8%～58%之间，发芽指数在2.63～16.17。远志种子始发芽天数一般为3～5天，发芽天数一般为9～12天，河北安国与河南禹州种子的始发芽天数最多，两者的发芽率、发芽势、发芽指数均较低，可见种子始发芽天数越长种子质量越差。各产区种子均有不同程度的发霉情况，可能与种子表层的绒毛有关，易携带霉菌。因此，远志播种前最好用杀菌剂浸种。

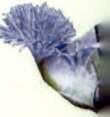

通过对不同来源种子的质量比较，可以发现目前市场上远志种子质量差异很大，影响种子质量有以下两方面的因素。

（1）种子采收方式　目前远志种子采收方式主要有三种：割去地上部分晒干打籽、行间铺膜扫取和采用自制收籽机收获。种子采收方式不同对远志种子的净度、饱满度等影响较大。第一种方法会因种子成熟度不一致，造成瘪籽较多，河南卢氏采取这种方式，其瘪籽种子数占种子总数的20%，瘪籽占种子总重的7.75%；第二种方法劳动强度大、产量低，而且杂质（如土块等）较多，因此种子净度较低；第三种方法较好，但只在山西部分地区采用。

（2）种子贮存条件　据调查，在低温条件下贮存2年，远志种子的发芽率显降低。一些商贩受经济利益驱动，将隔年未贮存好的种子直接或间接地卖给种植户，这是影响种子质量的主要因素之一。如同来自安国的3批种子质量差异很大，尤其是种子的发芽率，发芽率低的种子很有可能是隔年未贮存好的种子。

目前，我国中药材种子种苗市场比较混乱，缺乏有效的管理制度。种子种苗是中药材生产的源头，种子种苗的真伪优劣直接关系着药材的产量与质量。据调查，现在种植户播种之前不对种子的质量进行检测，一旦种子发芽率较低，往往对药农造成很大的损失。建议应制定药材的种子种苗的质量标准，以供药材种植户参考。从远志生产实际情况综合本实验结果，正常远志种子质量应达到如下标准：发芽率高于75%，发芽势高于50%，净度大于85%，含水量小于11%。

（二）生长发育特性

北方地区远志3月底开始返青，4月中下旬展叶，5月初现蕾，5月中旬开花，花期较长，至8月中旬仍有开花，但后期的花其果实不能成熟，6月中旬主枝上的果实成熟开裂，9月底地上部分停止生长，进入休眠期。当年播种的远志冬季其根长度可达25cm，第二年冬季可达1m。在人工种植条件下，其生长发育进程可加快或提前一些，提早出苗约15天，倒苗推后约30天。远志播种后生长2～3年收获为宜，以生长3年的产量最高。

（三）远志需肥特性

赵云生等采用三因素三水平正交试验设计针对远志对氮、磷、钾的需肥特性进行了研究。

结果表明：氮、磷、钾在不同施用条件下，远志单产有显著性差异。每亩地每增施 1kg 氮可增产 11.8kg，每增施 1kg 五氧化二磷可增产 14.6kg，每增施 1kg 氧化钾可增产 10.2kg 远志鲜根，可见磷肥对远志的贡献率较氮、钾肥大，氮肥次之，因而远志田中应适度多施氮、磷肥，同时配以钾肥增产效果非常明显。栽培远志氮、磷、钾的合理施肥比例为 1 ∶ 1.04 ∶ 1.34，每亩年平均施肥量为尿素 26kg，重过磷酸钙 27kg，硫酸钾 32kg。

（四）无土栽培条件下远志最佳施肥方案

唐珊等为探讨不同施肥条件对远志生长状况及主要成分含量的影响，采用三因素二次通用旋转组合设计，定量研究了无土栽培条件下远志的需肥规律，建立了肥料效应函数模型。

试验结果表明：无土栽培条件下，合理施用 N，P，K，对远志生长发育具有明显的促进作用，N、P、K 3 种肥料与远志产量、远志多糖和远志酸含量的关系符合三元二次曲线变化规律。本试验模型的建立，为指导远志生产中合理施肥提供了科学依据。无土栽培条件下远志最佳施肥方案为 $Ca(NO_3)_2 \cdot 4H_2O$ 80～110mg/100g 水、$NaH_2PO_4 \cdot 2H_2O$ 60mg/100g 水、K_2SO_4 60～80mg/100g 水。无土栽培比常规栽培（有土栽培）远志产量高，远志多糖和远志酸的含量也高，且植株长势旺盛。

（五）远志栽培密度

赵云生等对远志大田生产合理栽培密度进行了探讨。结果表明：亩留苗 14.8 万株比留苗 11.1 万株、5.6 万株无论在哪个区组均增产，差异达极显著水平，区组间差异亦

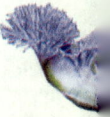

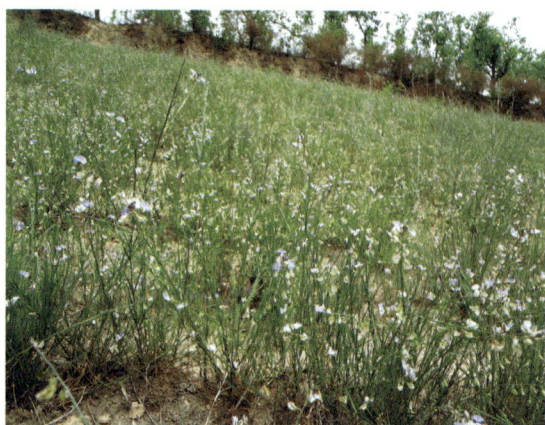

图3-4　远志栽培密度

达极显著水平，说明该试验中区组之间试验区土壤差异符合试验设计要求。通过新复极差测验，各密度间差异显著性可以发现：亩留苗14.8万株与11.1万株差异不显著，而与亩留苗5.6万株差异达极显著水平。若以产量高低为指标，应选15cm×3cm，亩留苗14.8万株较为适宜。考虑到优质远志筒外观性状，对直径有一定的要求，亩留苗14.8万株与11.1万株产量差异不显著，但经单株根重测定，前者平均为2.177g，后者为1.663g，相差达0.514g。因此，选20cm×3cm，亩留苗11.1万株较为合适（图3-4）。

第二节　远志的大田种植与管理

一、选地与整地

远志多野生于较干燥的田野、路旁和向阳山坡、石缝或砂石山上。喜凉爽气候，忌高温，耐干旱，耐寒冷，忌积水，对土壤要求不严格，以向阳、地势高燥且排水良好的壤土或砂壤土地块最适宜种植，黏土和低湿地不宜栽培。

翻地时必须一次施足底肥，每亩施厩肥2500～3000kg，最好再施鸡粪500kg，草木灰500kg，深翻20～30cm，翻地时可施用过磷酸钙50kg，耙细整平，做成平畦。在北方多采用宽1m的平畦，进行条播（图3-5）。

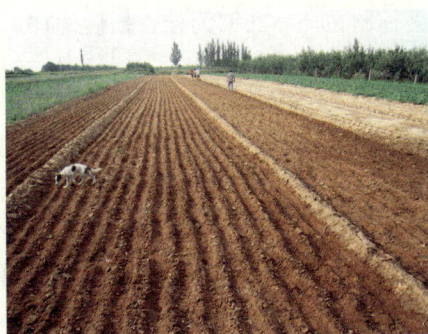

图3-5　远志整地

二、繁殖方法

以种子繁殖为主，采用直播或育苗移栽均可。

1. 直播

春播在4月中下旬；秋播在8月中下旬进行，因地制宜，不可过晚，以保证出苗后不因气温太低而死亡。

先在整好的地上浇足水，水下渗后再进行播种。每亩用种1～1.5kg，播前用水或0.3%磷酸二氢钾水溶液浸种1昼夜，捞出后与3～5倍细砂混合，在畦内按行距20～30cm，开1～1.2cm的浅沟，将混匀的种子均匀撒入沟中，上覆盖未完全燃尽的草木灰1.5～2cm，以不露种子为宜，稍加镇压，视墒情浇水（最好用喷壶）。北方风大不易保墒，可用农膜覆盖。播后的半个月出苗。

2. 育苗移栽

3月上中旬进行，在苗床上条播，行距5cm，覆土约0.5cm，保持苗床湿润，温

41

度控制在15～20℃为佳，播后约10天出苗，待苗高5cm时进行定植。定植按株行距（3～6）cm×（15～20）cm在阴雨天或午后进行。

三、田间管理

1. 定苗补苗

苗高4～5cm时间苗，缺苗的地方及时补苗。

2. 中耕除草

远志在幼苗期生长较慢，各种杂草生长迅速，如果不注意除草，很容易发生草荒，严重影响远志生长。所以必须做到勤耕、浅耕。

3. 追肥

在苗期追青期，每亩施入粪尿1000kg，促进幼苗生长。7～8月是根茎膨大期，每亩施磷肥、钾肥各20kg。每年的6月中下旬至7月上旬是远志生长旺盛期，每亩喷施0.3%的磷酸二氢钾溶液100kg，隔10～12天喷1次，连喷2～3次。

4. 除花蔓

远志花期较长，要消耗大量养分，为了减少养分消耗，从5月起多次除蔓，促进根茎膨大。

5. 排灌

因其喜干燥、除种子萌发期和幼苗期须适量浇水外，生长后期不宜经常浇水，雨季要注意清沟排水，防止田间积水。

6. 覆盖

远志生长1年的苗在松土除草后或生长2～3年的苗在追肥后，行间每亩覆盖麦糠、麦秕之类800～1000kg，连续覆盖2～3年，中间不需翻动。覆盖柴草增加土壤中的有机质，具有改良土壤、保持水分、减少杂草的综合效应，为远志生长创造了一个良好的生态环境。

远志、播种、除草及大田管理（图3-6至图3-9）。

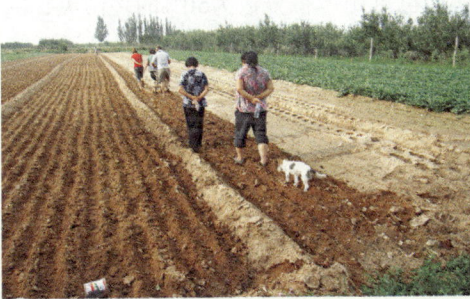

图3-6　远志人工播种

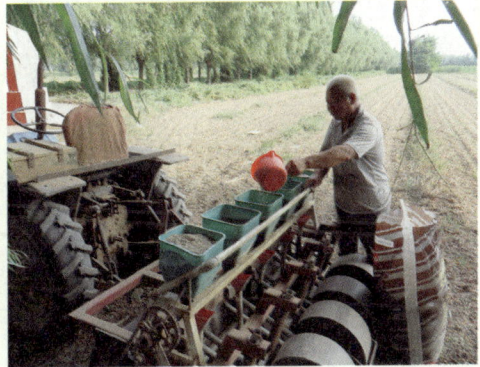

图3-7　远志机械播种

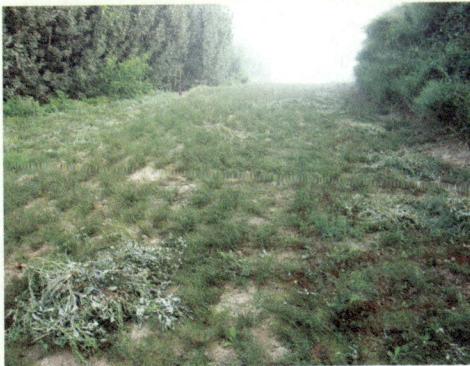

图3-8　远志除草

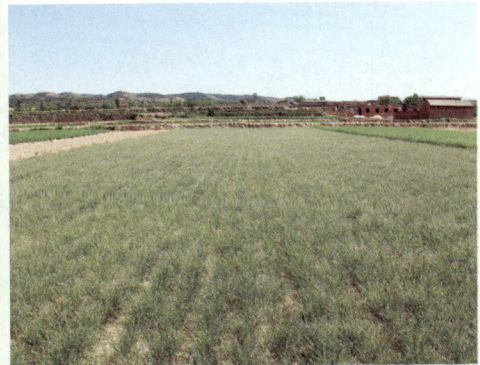

图3-9　远志大田管理标准

第三节　远志的常见病虫害防治技术

一、病害防治

1. 根腐病

病株根部至茎部呈条状不规则紫色条纹，病苗叶片干枯后不落，拔出病苗后，根皮一般留在土壤中。

防治方法：将拔掉的病株集中烧毁，病穴部位用质量分数为10%的石灰水消毒，或用质量分数为1%的硫酸亚铁消毒。发现初期也可用体积分数为50%的多菌灵1000倍液进行喷洒，隔7～10天喷1次，连喷2～3次。

2. 叶枯病

高温季节易发生，为害叶片。

防治方法：是用代森锰锌800～1000倍液，或瑞毒霉素800倍液叶面喷洒1～2次。

二、虫害防治

1. 蚂蚁

采籽与种植期间，蚂蚁很快会将种子搬走，造成远志缺苗。

防治方法有两种：一是播前用质量分数为2.5%的敌百虫粉拌种，采籽前可用敌百虫诱饵撒在田间灭蚂蚁。二是当地面发现有蚂蚁，可用体积分数为75%的辛硫磷乳油1000倍液喷杀。

2. 蚜虫

用40%乐果乳剂200倍液喷杀，每7～8天喷1次，2次即可。

第四节　远志的产地采收与加工

一、采收

1. 种子采收

应在果实7～8月成熟时及时收获。在收集种子时千万不能人工摘除，以免因为摘除的籽粒中未成熟的种子过多，影响来年发芽率。正确办法是在每年的结籽期，趁雨后天气，将远志的行间踏实，形成沟状，使自然成熟的籽落入其中，用吸籽器吸回，或用扫帚扫回，除去杂质，用水冲净晾干，放干燥处保存，以备自用或出售。

2. 药材采收

远志以根（地下茎）入药。播种后第3年，于秋季地上部分枯萎后或春季萌芽前，先挖出根部，采挖时要小心，不要碰伤肉皮。目前，产区多采用机械采收（图3-10）。

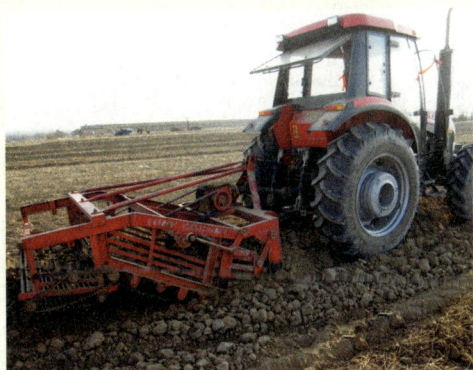

图3-10　远志机械采收

二、产地加工技术

把收获的新鲜药材通过不同方法干燥、加工成商品药材，是药材生产的最后一关，关系到药材产品的质量和产量，需严格遵守操作规程，避免损失。

根采挖后除净泥土，先放在水泥地面上暴晒3~4天。晒到半干时，将远志根条装入袋中，装满踏实，放入室内，让晒过的远志条"发汗"。3天后，趁水分未干时，选粗大整齐地放在平板上来回搓至皮肉与木心分离，抽去木芯，抽去芯的根称"远志筒"。抽筒时要轻、准、巧，抽出的筒越长越好。较小的根用木棒敲打，使其松软，去掉木芯，晒干，因皮部不成筒状，故名"远志肉"。不能抽去木芯，直接晒干的叫"远志棍"。最后，根据远志筒的长短粗细分类包装，以备出售。

三、加工流程

（一）远志肉

鲜根→暴晒（3~4天）→半干（发软）→装袋→发汗（3天）→平搓→抽木芯→晒干→分级→包装（图3-11至图3-17）。

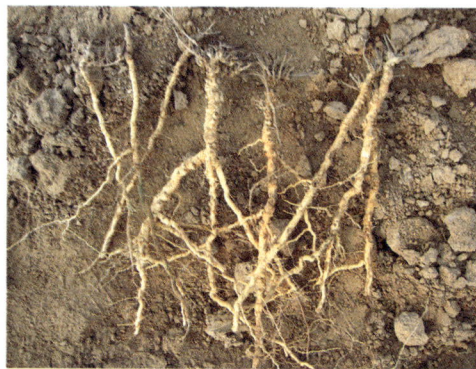

图3-11　远志鲜根

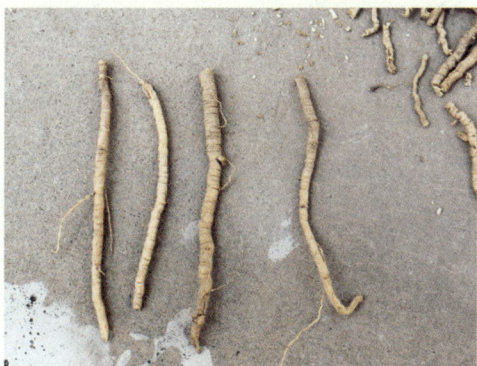

图3-12　远志发汗后

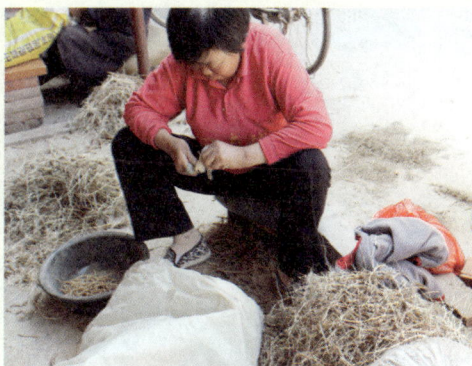

图3-13　远志抽芯

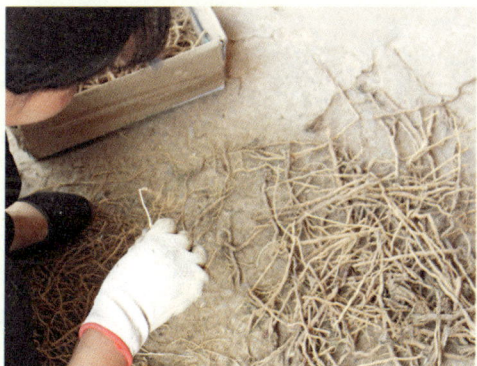

图3-14　远志抽芯

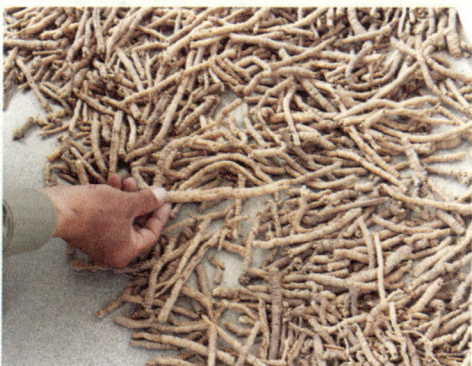

图3-15　远志抽芯后

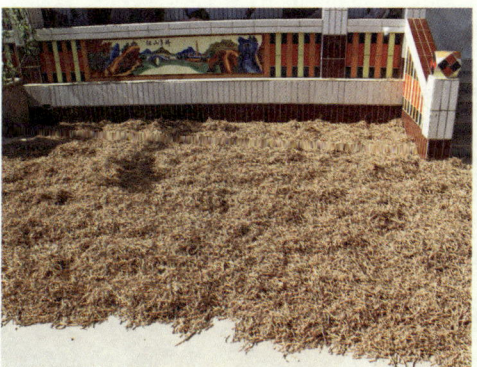

图3-16　远志晾晒

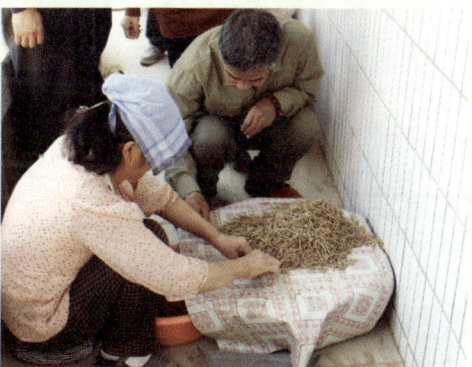

图3-17　远志分级

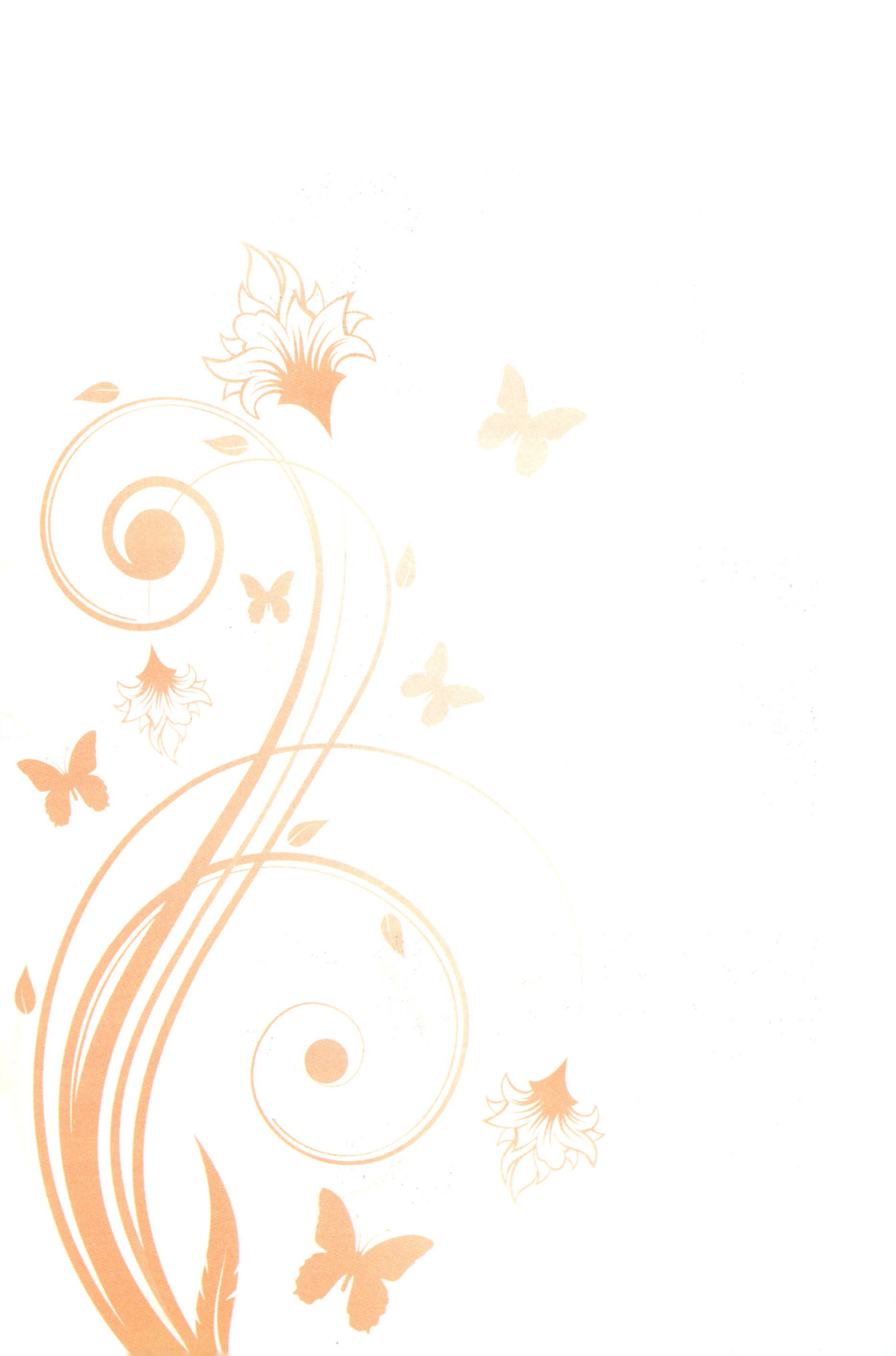

第4章

远志特色适宜技术

第一节 山西新绛县旱垣地远志高产栽培技术

新绛县地处山西省境内西南，境内气候温和，平均气温12℃，海拔700m，全县经济作物主要有蔬菜、果树、中药材、油料等，其中以远志为主的旱垣地中药材种植主要分布在阳王镇一带。阳王镇位于城南20km，南依峨嵋岭，属丘陵旱垣地区，自然条件较差，有种植远志、黄芩、柴胡、丹参等旱垣地药材的传统，"新绛远志"是山西道地中药材之一，产量大，质量好。20世纪90年代初，阳王镇北池村开始野生变人工种植。近几年来来发展以远志为主的中药材种植已成为农民发家致富的主导产业。

远志喜冷凉，忌高温；喜干旱，忌水涝；常野生于向阳山坡草地或路旁，宜在土层深厚、疏松肥沃及排水良好的砂质土壤里生长。旱垣地远志在下过透雨后种植最佳，其栽培技术要点如下。

一、选地整地

根据远志的生长习性应选择阳光充足、地势高燥、排水良好的壤土或砂壤土播种，可选山坡地，不论荒山、荒地、林带、草原，平地均可种植。整地时，必须深翻土层，打破犁底层，采取上翻（活土层）、下松（死土层）的办法。由于远志是多年生植物，翻地时必须一次施足底肥，以有机肥为主、化肥为辅，每亩施腐熟农家肥2500~3500kg，深翻25~35cm。同时，每亩再施尿素30kg、优质磷肥40kg、钾肥20kg（图4-1）。

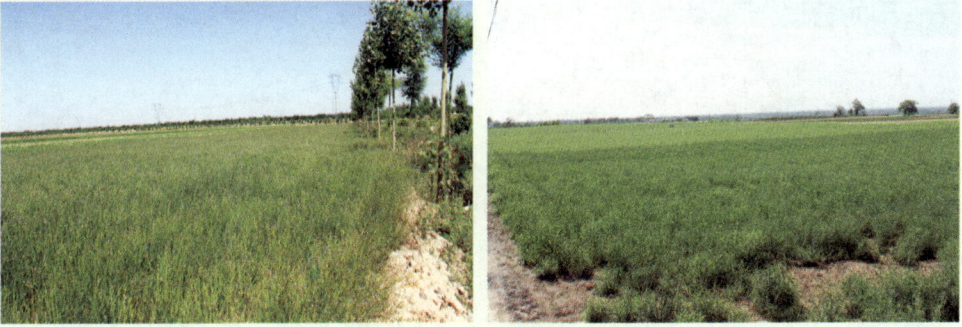

图4-1   远志平地种植

二、种植技术

旱垣地远志一般采用种子直播，从4月中下旬至8月中下旬均可播种。旱垣地播种的关键期是下过透雨后，也可播后等雨，播前翻好地后前15天用氟乐灵处理土壤，每亩用200g氟乐灵兑水30kg，均匀喷洒地面，喷后及时耙耱，使药土混合5～8cm，半月后开始播种。旱垣地远志播种量大，一般出苗后不间苗，不再补苗，当次播成，要保证80%种子出苗即可，每亩用种子量2～3kg，采取宽幅播种，幅宽10cm，按行距25cm开约2cm的浅沟，用自制滚筒滚播。播后镇压或直接用药材专用播种耧播种（用种量可自动调节），覆盖物以麦穗壳为最好，地面覆盖度40%为宜。盖草的目的是保持土壤墒情。土墒好时15天后出苗，冬播后在第2年春季下雨才能出苗。

三、田间管理

1. 间苗定苗

苗高2cm时进行间苗，同时定苗，株距2cm。

2. 中耕除草

由于播前采用土壤处理剂，所以土壤表层5～8cm内大部分草籽不能萌芽，个别杂草出土后须人工拔除。松土要求用耙子浅浅地均匀搂松地面，连续2次，保持土表疏松湿润，避免杂草掩盖植株。

3. 施肥

科学施肥是提高产量和质量的保证。为保证旱垣地远志的高难度效益生产，需科学合理追施化肥。追肥应根据远志苗的生长情况科学施入。如春季播种远志的地在秋季应追施1次化肥，每亩用质量分数为45%的撒可富复合肥50kg。第2年为追肥的关键年，从开春至秋冬追施2次，每亩用质量分数为40%的硝酸磷钾40kg，或尿素30kg、磷肥50kg、硫酸钾25kg。追肥一般在雨后进行，还应遵循"雨多多施，雨少少施"的原则。

4. 间作

远志可在种植幼树果园套种，也可与其他作物间作，在绿豆地套种远志是旱垣地种植远志最合理的一种方法。绿豆品种一般选择中绿八号、中绿九号等短蔓品种。绿豆出苗20cm后即可在垄间套播远志。绿豆蔓可遮阳保墒，为远志的出苗创造有利条件；等远志出苗后，绿豆也已采摘一两茬，然后隔行拔除绿豆蔓，互不影响。

四、病虫害的防治

1. 地下害虫

整地（翻地）前，在土壤中撒施质量分数为3%的辛硫磷颗粒剂，每亩用3kg即可防治蝼蛄、蛴螬、地老虎、金针虫等地下害虫。开春是防治地下虫害的绝佳时机，也可用体积分数为40%的毒死蜱800～1000倍液，或600～800倍毒·辛药液于傍晚均匀喷施地面，第2天早晨可见地下虫害死于地表，也就是常说的"傍晚施药，夜间死虫"。

2. 叶枯病

高温季节易发生叶枯病，危害叶片，防治方法是用600～800倍代森锰锌，或800倍甲基布津叶面喷施1～2次。

3. 干尖病

远志干尖病是远志小苗期危害最严重的一种病，病害严重时造成远志小苗连根干枯，主要由病菌引起，防治方法是用菌毒清500～600倍液，或消菌龙800～1000倍液喷雾防治。

4. 根腐病

根腐病在多雨季发生严重，为害根部，应加强田间管理。可用土传隆600～800倍和退菌特600～800倍液交替使用，于发病初期每隔5～7天喷1次，连续2～3次。或用死苗烂根1次净，每亩用40g兑水30kg，隔5～7天喷1次，连续2～3次，即可有效防治根腐病。

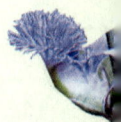

五、采收加工

1. 采收

（1）种子采收　从5月底至6月初开始开花，至8月中下旬都有成熟的种子落地，在种子落地前逢雨后及时踩压垄内地面，待种子成熟后自然掉落垄内一薄层时，用机动喷雾器改制的吸籽器吸收种子，连土带籽吸进机桶后再实行分离。

（2）根部收获　播种后的第2年即可收获远志根。秋季地上部分干枯后可挖取根部，或人工挖掘或机械耕挖。

（3）产量　旱垣地远志每亩产籽在50kg以上，每亩湿根的产量在500kg以上。

2. 加工

挖出根后先晾晒条根2～3天，待其水分减少、皮质松软时即可抽取其木芯，使根的皮肉与木芯分离。去心后的皮肉筒晒干即为"远志筒"；抽不成筒状的皮部为"远志肉"；太细的根不能抽出木芯，晒干后为"远志棍"，三者均可供药用，但是价格不同，以大者为优。

第二节　远志野生抚育方法的探讨

道地药材以其特殊的生长环境和优良的品质而闻名于世，随着社会的发展和人类健康水平的提高，野生资源已不能完全满足市场需求，因此发展人工种养是满足市场需求的必由之路。然而在人工种养的条件下，为了追求产量不可避免地要使用农药、化肥、添加剂等，又带来了产品质量下降和化学物质污染的问题，这就是当前发展中药材生产的困局。为了推进中药材生态化种植绿色发展的模式，我们在远志野生资源调查及其生物学和生态学研究的基础上，在远志的野生分布区稷山县北部吕梁山前沿山区，结合当地群众采挖野生药材的习惯和中药材种植的需求，利用荒山坡地，进行了远志野生抚育生产方式的探讨，取得了良好的效果。

一、地理位置与气候

种植地位于山西省稷山县化峪镇上胡村东北方向约1.54km，属吕梁山前山区，属暖带大陆性季风气候，年均气温13℃，1月−4℃，7月27℃。年降雨量483mm，夏秋季特别集中，约占全年的70%；7、8两月降水量占年降水量的40%左右。霜冻期在10月中旬至次年4月中旬，无霜期220天。

二、植被概况

为吕梁山基岩中低山区，海拔在550～800m，沟壑纵横，以酸枣灌丛为主，兼有山桃、河朔荛花等灌木树种，地被植物以白羊草草丛、马尾蒿草丛为主，分布有远志、防风、知母、柴胡等药用植物（图4-2至图4-6）。

通过实地调查，该区远志野生资源比较丰富，10m×10m样方平均株数为10.5株，

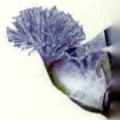

调查的远志单株平均高度为22cm，根的长度平均30cm，芦头直径平均0.6cm，单株根的鲜重平均22g。

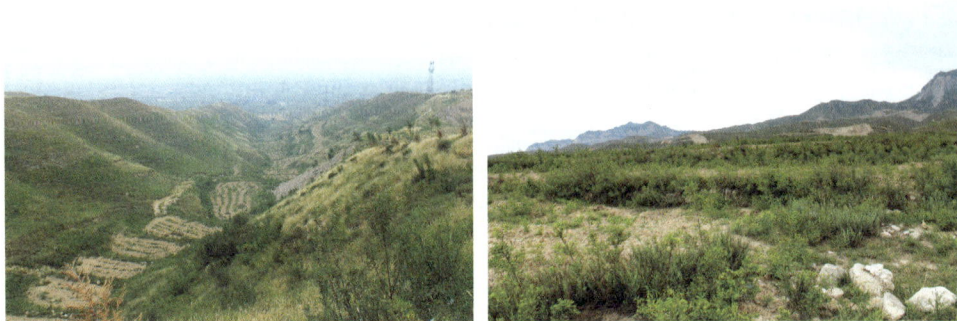

图4-2　种植地地貌情况

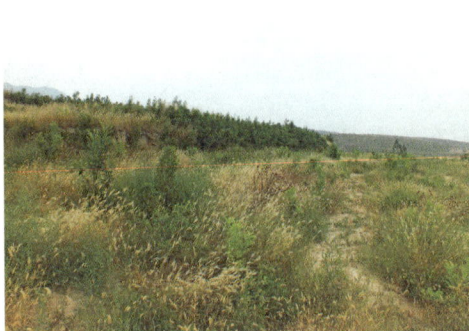

图4-3　种植地原有植被情况

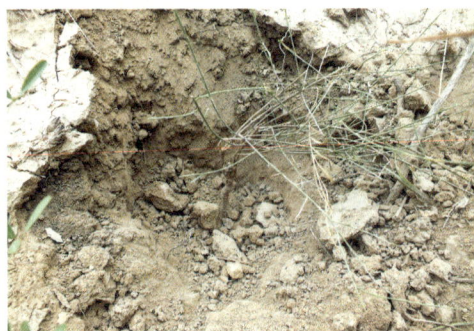

图4-4　野生远志生长情况

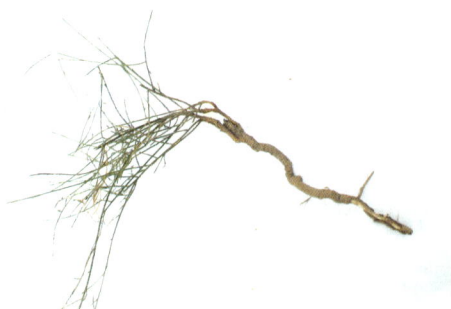

图4-5　野生远志全株

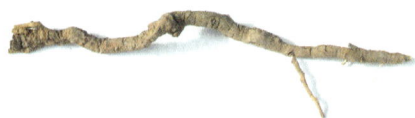

图4-6　野生远志的根

三、技术方法

（一）旋耕灭草整地

在7月上旬杂草生长旺盛期未结果前，用秸秆还田旋耕机整理荒草地，灭草还田，即可抑制杂草生长，不仅可提高土壤通透性和增加土壤有机质含量，不仅可以降低人工成本。通过近1个月的休耕，在7月末再用旋耕机整地一次，待播（图4-7至图4-9）。

（二）新种雨季播种

远志种子的成熟期高峰期在7～8月，具有成熟落地，高温高湿萌发快的特性，采用当年新种子，在8月播种，出苗快且整齐。这个阶段是晋南地区的多雨季节，也是

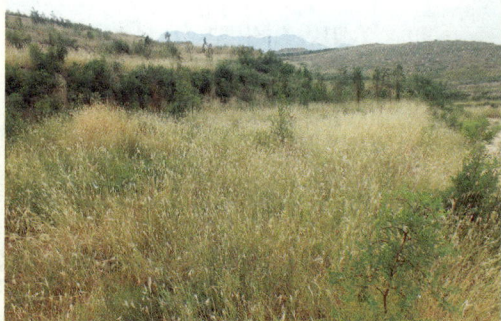

图4-7　旋耕灭草整地前

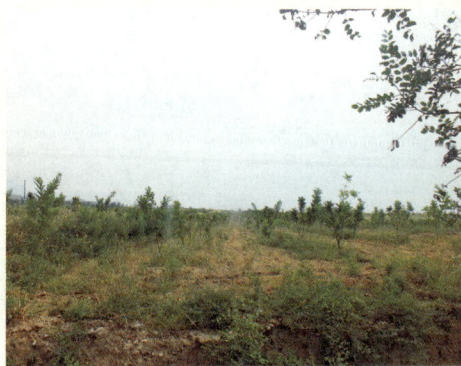

图4-8　旋耕灭草整地

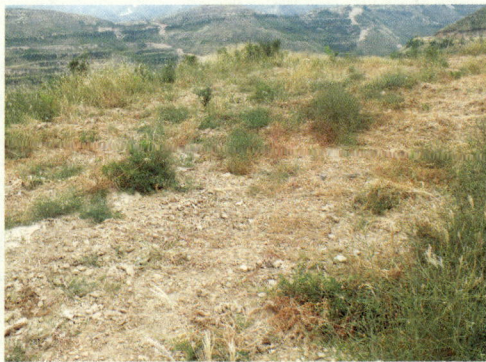

图4-9　二次旋耕整地

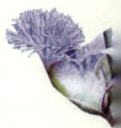

野生远志种子落地萌发的高峰期，应为远志人工播种的最佳阶段，此时远志播种后遇雨，无需覆盖，可在5～7天出苗；而春播在麦草覆盖条件下，出苗时间在15～20天，出苗慢且不一致。

播种行距掌握在25cm，播幅在10～15cm，每亩播种量为2.5～3kg。

（三）及时清除大草

在野生状态下，远志与低矮的杂草伴生，高大杂草对远志的生长影响较大，与远志争光、争肥、争水。因此，仿野生栽培的田间管理，只需要铲除马尾蒿、黄花蒿等大草，尤其在高大杂草结果前要及时铲除，以减少杂草的繁殖。

（四）不用农药化肥

远志在野生状态下具有耐旱耐瘠薄的特性，病虫害发生较少，不用农药和化肥即能正常生长。（图4-10至图4-13）。

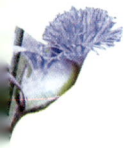

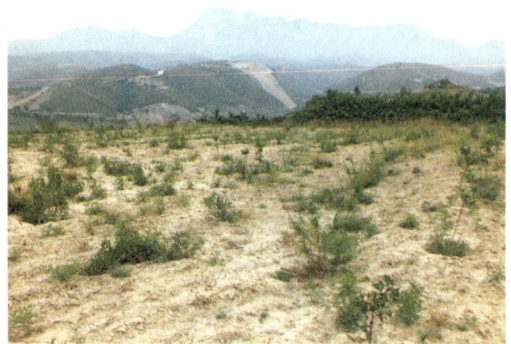

图4-10　播种

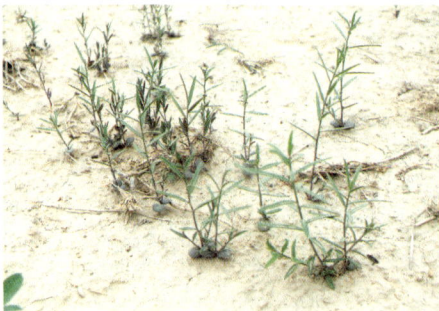

图4-11　远志出苗情况

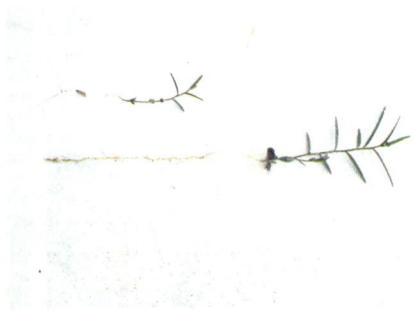

图4-12　远志雨季播种生长情况

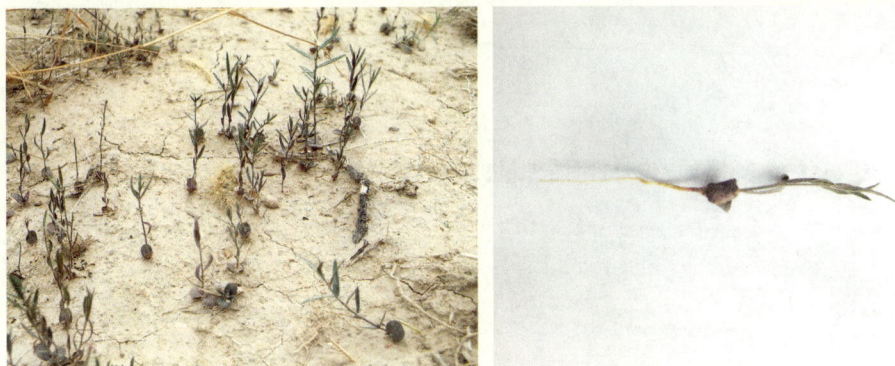

图4-13　远志幼苗干旱胁迫状态

第三节　山西运城远志保护地栽培技术

　　冯亦平等1999—2000年在山西省运城市对远志大拱棚栽培与露地栽培进行了比较试验。结果表明，大拱棚远志栽培方式明显延长当年有效生长期，远志鲜根和种子的产量均比露地方式显著增产1～2倍。大拱棚栽培方式是远志增产增收的一项好技术，宜向生产推广。

一、拱棚

　　竹木结构大拱棚，上盖塑料薄膜，棚长50m，棚宽8m，中心高度2.5m。

二、灌溉

　　产根为主宜喷灌；产种子为主宜滴灌或畦灌。

三、播种

小麦收获后，复播远志。每亩播种量1.5kg，行距20cm，播幅10cm。

四、管理

出苗后按露地管理，露地越冬。越冬后至2月上旬搭棚盖膜。

五、优势与特点

1. 保护地栽培远志有利于提高产量，缩短生产周期

大拱塑料棚栽培远志可以提高鲜根产量和种子产量，其可能原因是大拱塑料棚提高了气温和土壤温度，大大地改善了根系生长的土壤环境，从而利于提高远志产量，缩短生产周期。如果该技术改变为地膜栽培方式，可以节约投资，降低成本，并且操作简便。但目前还没有报道，有待于进一步试验研究。

2. 花期实施畦灌有利于远志的开花授粉和结实

远志的开花结实是一个连续不断的过程，在当地露地栽培条件下，一般在5月中旬开花，一直持续到7月中旬，开花结实期长达两个月之久。在远志栽培主产地，这一时期降水很少，而且是春夏连旱，5月中旬至7月中旬的自然降水量还不到全年的降水量的20%。而在这一时期远志正值需水高峰，与此期的降水量不一致。这是露地栽培远志种子产量低的主要限制因素。若有水利条件，以收种子为主，可实行畦灌

的方式。既能满足远志开花授粉期大量需水的要求，同时也不影响受精过程，使其顺利完成生殖生长，是获得远志种子高产的有效途径。

3. 开花结实期实施喷灌有利于根系的生长

试验结果表明，在远志的开花结实期进行喷灌，远志的鲜根产量最高。开花结实期是远志生长旺盛期和需水高峰期，而此时自然降水量极低，极大地限制了远志的根系生长，致使鲜根产量徘徊在200~240千克/亩。在远志主产区，远志开花结实期的水分供应情况是其产量的主要限制因素。喷灌可使花粉破裂，阻碍远志的生殖生长，进而节约营养，利于远志的营养生长，从而对其根系生长有促进作用。因此在有水利条件的地区，可通过喷灌提高远志的产量。

第四节　远志品种——晋远1号

晋远1号是山西省农业科学院经济作物研究所选育的我国远志第一个品种。于2009年参加山西省区域试验，2012年5月通过山西省品种审定委员会审定。

一、特征特性

该品系株高35~45cm，叶色浓绿，鲜根圆柱形，长25~30cm，直径0.4~0.8cm，黄白色，粗细较均匀，抗根腐病，耐渍、耐旱性较强。生育期2.5年。

根据宁夏医科大学检验测试中心检测：远志皂苷元含量1.499%，可溶性多糖类含量16.696%，该品种2项检测指标均显著高于亲本，与对照相比，晋远1号可溶性多糖含量显著高于对照，而远志皂苷元含量与对照差异不显著；晋远1号与山西省12个农业气候区野生远志相比，多糖含量位于第二，皂苷元含量位于第一，含量较高。

二、产量表现

2009年和2011年参加山西省直接生产试验。2009年5点平均每亩产589kg，比对照闻喜农家种增产24.1%，增产点次100%；2011年5点平均产611.1kg，比对照增产23.4%，增产点次100%。2年平均每亩产600kg，比对照增产23.7%。

三、栽培要点

该品种适宜于山西全省及同纬度地区种植。应选择地势高的砂质壤土田，一次性施足底肥，趁雨季播种。合理加大播种量（3～4千克/亩）；控制N、P、K施肥量；加强花期水肥管理，选用生物制剂对病虫害进行防控。远志种植2.5年后，在春季4月份以前冬季11月以后采收，挖取根部，除去残茎及泥土、杂质，将较粗远志微晒，待根在手指缠绕不断时，抽去木心，剩余韧皮部即为"远志筒"，较细的根用木棒捶裂，除去木心，称"远志肉"，最细小的根不去木心，称"远志棍"，将加工后的远志晒干，保存于干燥通风处。

第五节　远志绿色种植技术

一、播前准备

1. 整地与选地

宜选地势高、干燥、向阳、土层深厚、肥沃、排水良好、土壤重金属含量和农药残留不超标的砂质土壤。远志为深根系植物，深耕是种好远志的重要环节，一般要耕深30cm以上。然后耙糖保墒，待种。

2. 施肥

结合整地施足肥料，每公顷施腐熟农家肥37 500～45 000kg，过磷酸钙750kg，或磷酸二铵750kg。有机肥撒施地表，耕入土中，化肥沟施效果更好。

3. 种子处理

用乐果、敌敌畏或敌百虫拌种，以防治地下害虫，同时更重要的是防止蚂蚁搬动种子。

4. 防杂草

在前茬作物杂草严重的地块，远志出苗后很容易造成草荒。为防草荒，可在播种前5～7天用质量分数48%氟乐灵乳油除草剂，进行土壤处理，混合土层5～7cm氟乐灵对禾本科植物的抑制作用比双子叶植物强。

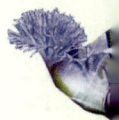

二、播种期的确定

1. 温度

温度是远志种子发芽的主要条件之一，以22～25℃为种子的最佳发芽温度。15℃以下无萌发现象。虽然远志的播种期较长，春、夏和秋季均可播种，但在生产上采用直播的，不得早于4月中下旬。夏播时，为了提高土地利用率，可麦收后及时播种。冬麦区的远志适宜播种期，一般情况下为当地麦收前15～20天。秋播不可晚于8月下旬。晚秋播种于10月中下旬至11月上旬，播后当年不出苗，次年出苗，但生产上采用的少。

2. 湿度

北方经常发生春旱，有时也发生秋旱，旱地播种要靠自然降水。因此，旱地播种可推迟到雨季播种，雨季和早秋播，都是远志播种期较好的选择时期。在有水利条件的产区，应着重考虑温度条件。

三、播种

1. 直接播种

生产上多采用直播。远志种子小，要求整地质量高，水浇地要做畦，畦内平整，灌足底墒水，待墒情适宜时再播种。按行距20cm开沟，播幅10～12cm，沟深1.5～2cm，用滚筒将种子播于沟内，稍加镇压，覆薄土（一般用脚顺沟拖，或用布袋装土顺沟拖），覆土以看不见种子为宜，切不可过深，再撒盖草，以利保墒，无盖草的地区可用锯木屑，用量30m³/hm²。一般播种量30～45kg/hm²，播后15天左右出苗。

2. 育苗移栽

（1）育苗　可提前到3月上中旬进行播种，在整好的苗床上开沟条播，覆土1cm，地面干燥时适当浇水，随即用塑料薄膜盖畦面，用土压紧，防止风刮。盖膜能提高地温，保持湿润，播种后10天左右即可出苗。为了加快繁殖速度，提高种苗的成活率，也可在温室采用塑料育苗盘及蛭石作基质育苗。1粒种子1穴，8～10天即可出苗。由于温室温度适宜，小苗生长快、长势壮，容易形成大苗、壮苗。待大田气温适宜时再定植于大田，成活率达99%。因带蛭石移栽，远志无缓苗期，大田生长旺盛，采挖期提早，产量高。

（2）移栽　起苗后首先进行分级，按粗细、大小、长短分级，剔除病弱株。按行距15～20cm、株距5～6cm定植，根头上覆土3cm为宜。大田育苗地于当年秋末或11月初进行移栽，也可在次年早春进行移栽。移栽大田要提前深耕、施肥等。秋栽优于春栽，尤其是旱地，秋栽利于保墒。移栽时要边起苗，边栽苗，栽不完的在田间挖坑进行假植。

3. 根段繁殖

远志的地下根上有根节，根节可产生不定芽。因此，远志的根可作繁殖材料。选择健壮、无病虫害、色泽新鲜、根直径在0.3～0.5cm以上的根，在4月上旬开始进

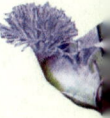

行根段种植。在整好的地上按行距15～20cm开沟，将根掰成小段，每段有根节二三节，沟深6～8cm，每隔10cm放1段，然后覆土3～5cm。根段繁殖生产性能好，同时也是良种繁育、品种选择的有效途径。

4. 间作套种

远志除以上种植方式外，还有下列形式。

（1）复种　复种的方式较多，生产上主要有两种形式，收麦后复播远志（小麦-远志）和收油菜后复播远志（油菜-远志）。复种的关键环节是要有水利条件，播前一定要浇足底墒水，播后地面要盖草，盖草用麦秆或稻草等，不要用麦糠，因麦糠有秕麦子，秕麦子发芽后影响远志的苗期生长。

（2）套种　在无霜期短的地区，可采用套种的方式。同时，套种还可利用前作物做遮阴物，为远志苗期保湿遮阳。玉米套种远志（玉米-远志），应适当加宽玉米播种行距，在玉米一切田间作业措施完成后进行套种，玉米行宽在60～70cm的，在行间套种2行远志，播幅10cm；玉米行宽在50cm以下的，在其行间套种1行远志，播幅可适当加宽。若在大豆田里套种远志，要适当加宽行距，同时要减少大豆的播种量，否则因大豆的叶片遮阴多，远志出苗后会因见不到阳光而死亡。远志套种技术要求严，在没有试种成功的地区，不易推广。

（3）远志大拱棚保护地栽培法　此法近年来被山西省远志主产区广泛采用。第1年麦收后播种远志，翌年2月上旬土地刚解冻或快解冻时，在远志地上搭竹木结构塑料大拱棚，可使远志提前返青，延长生长期，一般产量比露地增产2～3倍。

四、田间管理

1. 苗期管理（出苗到现蕾期）

远志的苗期时间长，出苗后第1年基本不开花。第2年春季温度回升后，一般于3月底逐渐开始返青，生长缓慢。4月中下旬展叶，在第7～9叶的叶腋出现侧枝。5月初开始现蕾，进入下一个生长发育阶段。苗期的生长特点是，地上部分的茎叶生长缓慢，根系生长较快，是以长根，同时长叶、长茎为主。主攻方向应以促根为主，达到苗全、苗壮。苗期要及时中耕除草，锄草要早、小、浅，用小锄头浅浅地、均匀地锄松地面。行间草要锄掉，行内草要拔掉，保持地表疏松，以有利于保墒增温，促进根系生长。苗期严防杂草滋生蔓延。

2. 中期管理（开花到种子成熟期）

远志播种后翌年开始开花结果，细叶远志在第2年全部开花，而宽叶远志第2年仅有75%的开花，至第3年才全部开花。远志中期的生长特点是以生殖生长为主，同时长根、茎、叶。以开花结籽为中心，主攻方向应以收获目的而定。

（1）以收种子为主 此期要加强管理，天旱要及时畦灌，补充土壤水分。天旱有利于远志开花和授粉，此期若阴雨天多，则影响其开花和授粉，结籽少，但节约养分，有利于根系生长。

（2）以收根为主 天旱时可采用喷灌，可起到杀花的作用。中耕除草仍是远志中期管理的主要任务。为了提高产量，第2年进行追肥灌水。5月初追现蕾肥，每公顷

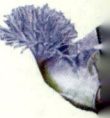

追腐熟优质饼肥375kg，过磷酸钙225kg，施肥后连浇两水。除根部追肥外，还可进行叶面喷钾肥。每年6月中旬至7月中旬是远志生育旺盛期，每公顷喷质量分数1%硫酸钾溶液750～900kg，或质量分数0.3%磷酸二氢钾溶液1200～1500kg，每隔10天喷1次，连喷2～3次。一般在下午4点以后的无雨天施药效果最佳。喷钾肥能增强远志的抗病能力，促进根系生长粗壮。

3. 后期管理（种子成熟到休眠期）

全年中远志的后期生长时间最长，从7月上旬至11月下旬，长达5个月之久。一年中7月温度最高，高温抑制生殖生长，进入7月中旬，远志基本不开花。远志的营养生长也受高温的抑制，生长缓慢。立秋后，气温下降，为远志的快速营养生长期。后期的生长特点是以长根为主的营养生长。9月底地上的茎叶停止生长，10月以后为根系增重的主要时期。主攻方向应以促根为主，防止茎叶早衰。中耕除草仍是田间管理的主要任务。进入7月后，雨季到来，要注意及时排除田间积水，以防烂根。如遇伏旱或秋旱要浇水。为了提高根的产量采籽后再行追肥，或根外追肥。

五、病虫防治

1. 根腐病

发病初期根和茎局部变褐、腐烂，叶柄基部发生褐色、菱形或椭圆形烂斑，最后叶柄基部烂尽，叶子枯死，根茎腐烂。早发现，早拔除，并烧毁，病穴用10%石灰水消毒。发病初期也可用质量分数50%的多菌灵1000倍液进行喷施，每7～10天喷杀1次，连喷2～3次。

2. 叶枯病

初期植株下部叶片开始发病，逐渐向上蔓延。发病初期叶面产生褐色圆形小斑，随后病斑扩大，中心部呈灰褐色，最后叶片焦枯，植株死亡。用代森锌800～1000倍液，或瑞毒霉800倍液叶面喷施，每7天喷杀1次，2次即可控制危害。

3. 蚜虫

5月下旬至6月上旬危害嫩叶，用质量分数40%乐果乳剂2000倍液，每7天喷杀1次，2次可控制危害。

4. 豆芫菁

危害叶片和嫩茎。用敌杀死喷杀，每5～7天喷1次，连喷2次即可

六、采收与加工

1. 种子采收

远志种子细小，成熟期很不一致，开花的先后间隔时间很长，成熟的蒴果极易开裂，导致种子落地，因此采收野生远志的种子比较困难。人工种植的远志，应进行人工选育，培育成熟度一致的单株进行扩繁，建立良种繁育田，就比较容易获得大量种子。经试验，二年生的远志产籽比三年生的少；三年生、四年生远志生长旺，种子产量高。如采用大拱棚采籽，最多每公顷可产750kg种子。

远志花期长，种子陆续成熟，后期所结的种子根本不能成熟。为了使前期开花的种子充分成熟，应适量打顶。蒴果易开裂，种子撒落地上。因此，应成熟1批收1

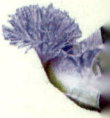

批，也可在行间铺设塑料布，定期从塑料布上收取散落的种子，也可用机动喷粉器收取。种子收获后，要过筛去杂，放在木板或牛皮纸上晾晒、风干，放通风干燥处存放备用。

2. 根的采收

（1）采收远志　种植后2年以上即可收获，以三年生的产量高，四年生的产量和质量最好。一般每公顷可产鲜根3750～4500kg，折干品1500～2250kg，用大拱棚种植的鲜根产量可达12t，采挖时间以秋末春初为好。刨出鲜根，抖去泥土，晒至外皮稍皱缩时，再用塑料布包严，使其"发汗"，然后趁鲜抽去木心的称"远志筒"；若不能抽去木心的，可将皮部割开，再去掉木心，称"远志肉"；细小的根不能去掉木心，直接晒干的称"远志棍"。细叶远志的地上部分称"小草"，也可入药。

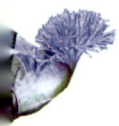

第六节　济南远志无公害栽培技术规程

济南市是远志著名产区。王登良等根据2009—2012年在平阴县禾宝中药材种植基地的系列栽培试验，逐步总结出适宜济南地区的远志无公害栽培技术规程。

一、适宜区域

远志分布于东北、华北、西北、华中和四川等地，是一种适应性很强的中旱生植物，喜凉爽忌高温，耐干旱怕水涝，常见于北方向阳山坡草地、林缘、田埂和路旁。本规程以济南市禾宝中药材基地规范化种植技术为模板，经平阴、长清、商河、章丘等地推广应用，收效很大，可以在济南区域内参照使用。

二、采种

应选择种植两年以上且7月前开花结果的种子留种。远志花期长，种子陆续成熟，为使前期开花的种子充分成熟，应适期打顶。为防止蒴果开裂、种子散落，应成熟一批收获一批。也可以在行间铺设塑料布，任成熟种子掉落，定期从塑料布上扫取种子。还可以在2/3以上种子成熟后，一次割下，晒干脱粒。种子收获后，要过筛去杂，放在木板或牛皮纸上晾晒、风干，置通风干燥处存放备用。

三、选地整地

选择土层深厚肥沃、通风向阳、不积水的地块。耕地前每亩施入农家肥4000kg，过磷酸钙50kg。远志种子细小，千粒重2.8～3.4g，播种时要求土壤整平耙细。做宽1m的平畦，灌足水，待水渗下，按行距20cm开沟，沟深1.5～2.0cm。

四、播种

1. 直播

种子萌发的适温是22～25℃，低于15℃无法萌发。春播在4月中下旬，秋播不可

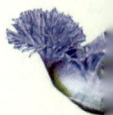

71

晚于8月下旬，否则将因地温过低影响出苗或出苗后生长不良而夭折。播种前将种子用水或0.3%磷酸二氢钾水溶液浸泡一昼夜，捞出与3～5倍的细砂混合，撒于沟内，覆土，稍加镇压，播种量0.5～1千克/亩，播后15天左右出苗。

采用地膜覆盖可于3月中下旬播种。覆膜栽培掌握盖湿不盖干的原则，墒情差时浇水造墒。覆膜栽培由于延长了远志的生育期，产量明显提高。

无水浇条件的可在雨季前夏播，土壤墒情好，地温又不太高，适宜远志出苗。也可在8月下旬墒情好、地温降下来时播种，此方法尤其适合缺水的山区，不用地膜成本低，第二年秋后收获。晚秋播的当年不出苗，无需种子处理。

2. 育苗移栽

育苗可于3月上中旬进行，在整好的苗床上开沟条播，覆土1cm，地面干燥时可适当浇水，随即用薄膜覆盖畦面，提高地温、保持湿度，播种后10天左右即可出苗。苗高5cm时选阴天或下午3点以后按行距15～20cm、株距3～6cm定植。也可以在温室采用塑料育苗盘及蛭石作基质育苗，1穴播1粒种子，8～10天即可出苗。由于温室温度适宜，小苗生长快、长势壮，容易形成大苗、壮苗，定植成活率可达99%，且无缓苗期，可提前采挖，提高产量。

3. 扦插育苗

8月中旬，选择2年生、生长健壮、无病虫害的枝条，剪成长15～20cm的插穗。上下切口要平，切口要光滑，保护好上端芽体，随剪随扦插。按株行距20cm×20cm垂直插入土壤，上切口与地面平，注意不漏插、不倒插、不伤皮、不伤芽，插后踩实，使插穗与土壤紧密结合，保证成活。此法可用以育苗移栽或直接定植。

五、田间管理

春播盖膜栽培，苗高3cm左右时，选阴天或晴天下午揭膜炼苗。苗高5cm左右时，按株距3cm定植，除去弱病苗，结合定苗进行补苗。一年生小苗生长缓慢，当年苗高20～30cm期间极易发生草害，对产量影响很大，要及时除草。视墒情及时浇水。8月上旬，每亩叶面追施1%硫酸钾溶液50kg或0.3%磷酸二氢钾溶液60kg，连续2～3次，有利于根部发育，促丰产。也可用沼液代替叶面肥喷洒。

六、采收、加工与贮藏

远志的采收年限以栽种2～3年为好，采挖时间以秋末或春初为佳。割去茎叶，顺行将根完整刨出或用专用收获机收获，除去根部泥土，晾晒至软。大的放在平板上来回揉搓，使皮肉与木心分离，抽出木心，根皮晒干即为药材"远志筒"；次大的用木棒敲打使其柔软，剥出木心，根皮晒干即为"远志肉"。细小的远志根不易抽心，直接晒干称"远志棍"或"远志根"。将加工好的三类产品分别装于布袋，置通风干燥处贮藏，注意防潮、防霉和鼠害等。

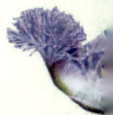

第七节　远志夏播高产技术

一、选地整地

选择肥沃、向阳的地块，整平、耙细、耱实，待播。若是麦田复播茬口最好，小麦收获后用耙来回将地耙几次，再用耱拉平，无小土块时为佳，待播。

二、繁殖方法

每亩地用种子1kg，每年4～9月均可播种，因种子发芽时需要高温，所以6～8月为最佳播期，出苗快而全，及早扎根，当年生长量大，产量高。播种时用耧开浅沟，沟深不超过5cm，行距30cm左右，再用脚将沟内的小土块趟去，然后向沟内撒籽，每米下籽150粒左右，覆土厚度不超过1cm。播后遇雨7～10天即可出苗。

三、田间管理

1. 中耕除草

苗高5cm以上，应及时松土除草，但不要深锄，以划破地皮为宜。

2. 追肥与浇水

翌年春季解冻后，每亩追施尿素10kg、磷酸二铵20kg、钾肥20kg，然后浇水。

3. 病虫害防治

远志在生长期间，用退菌特等杀菌剂喷施2～3次，以防病害发生。虫害虽少，但有虫时应及时用杀虫剂喷杀。

四、留种

欲留种子者，可在果实成熟前，将远志垄间用木板拉平压实，让种子脱落下地，再用笤帚扫出，除去杂质晒干备用。

五、采收加工

栽种后第2年冬季前采挖出远志根，晒至柔软，抽去木心，晒干即为"远志筒"；不能抽芯者，可用木棒将根捶开，再去掉木芯，晒干即为"远志肉"；过于细小而不能抽去木芯者，晒干即为"远志棍"。

六、产量

栽种后第2年，每亩可产种子10～20kg，合理密植，每亩可产干品远志100～150kg（旱地产量），有浇水条件的产量更高。

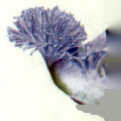

第八节　河北灵寿县远志规范化栽培技术

一、选择优良品种

远志优良品系"YZ-O1"，与普通远志相比，该品种枝叶茂盛、节短叶密，根粗而长，侧根少，有利于远志的加工。通过田间种植，该品种具有耐旱、增粗快等特点。本品种采用规范化技术栽培管理，第二年可收获200～230kg药材干品，比对照田普通远志每亩可增产45kg，增产率达到20%。

二、提高制种技术

远志生长2年以上才能采种，留种田的远志采用"宽垄条播"技术。收获技术要点是在开花前将垄间弄成弧形的浅沟，然后用脚踩实。待种子落地后，用自制的吸籽器采收。从第一次采籽开始，大约每25天采收一次。采收的种子要及时晒干，然后通过风选机去除杂质，储存备用，一般亩产种20～40kg。

三、选择适宜播种期

通过田间试验，播种时期7月20日～8月20日，此期播种不仅出苗全、出苗时间短，而且出苗前不用浇水，这是因为7、8月份是雨季，并且温度适宜远志种子萌发。因此，远志的最佳播种时期为7月20日～8月20日，这期间播种不但出苗快，而且田间杂草少，便于管理。

四、推广"宽幅条播"技术

为了增加产量，提高经济效益，我们突破了传统的播种方法，采用"宽幅条播"的新技术，即远志行距30cm、播幅15cm，播种量由以前的1～1.5kg增加到2.5～3kg。试验结果表明，远志不但生长旺盛，而且产量得到了明显的提高。据成熟期实收实测，传统种植方法2年生远志（干品）亩产量145kg，而采用宽幅条播，平均亩产250kg，每亩增产105kg，增产率为72.4%。

五、田间施肥技术

通过采用三因素三水平正交试验，结果表明：每亩施尿素26kg、过磷酸钙27kg、硫酸钾32kg较好，即N、P、K的最佳配比为1：1.04：1.23。另外，施肥量在本试验范围内，每增施1kg氮可增产11.8千克/亩，每增施1kg五氧化二磷可增产14.6kg，每增施1kg钾可增产10.2kg远志鲜根，可见磷肥对远志的贡献率较氮、钾肥大，钾肥增产效果非常明显。

六、仿野生栽培技术

选择7、8月份的雨季，在荒山、丘陵地带除去表面的杂草，然后将远志种子均匀地撒在土表，之后覆上一薄层蛭石，每亩用种1～1.5kg。栽培过程中苗期的管理很关键，要及时清除苗田的杂草，另外必要时要做到"抗旱保苗"。出苗后2个月基本不需要人工管理。一般情况下3年即可采收。

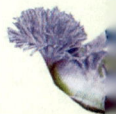

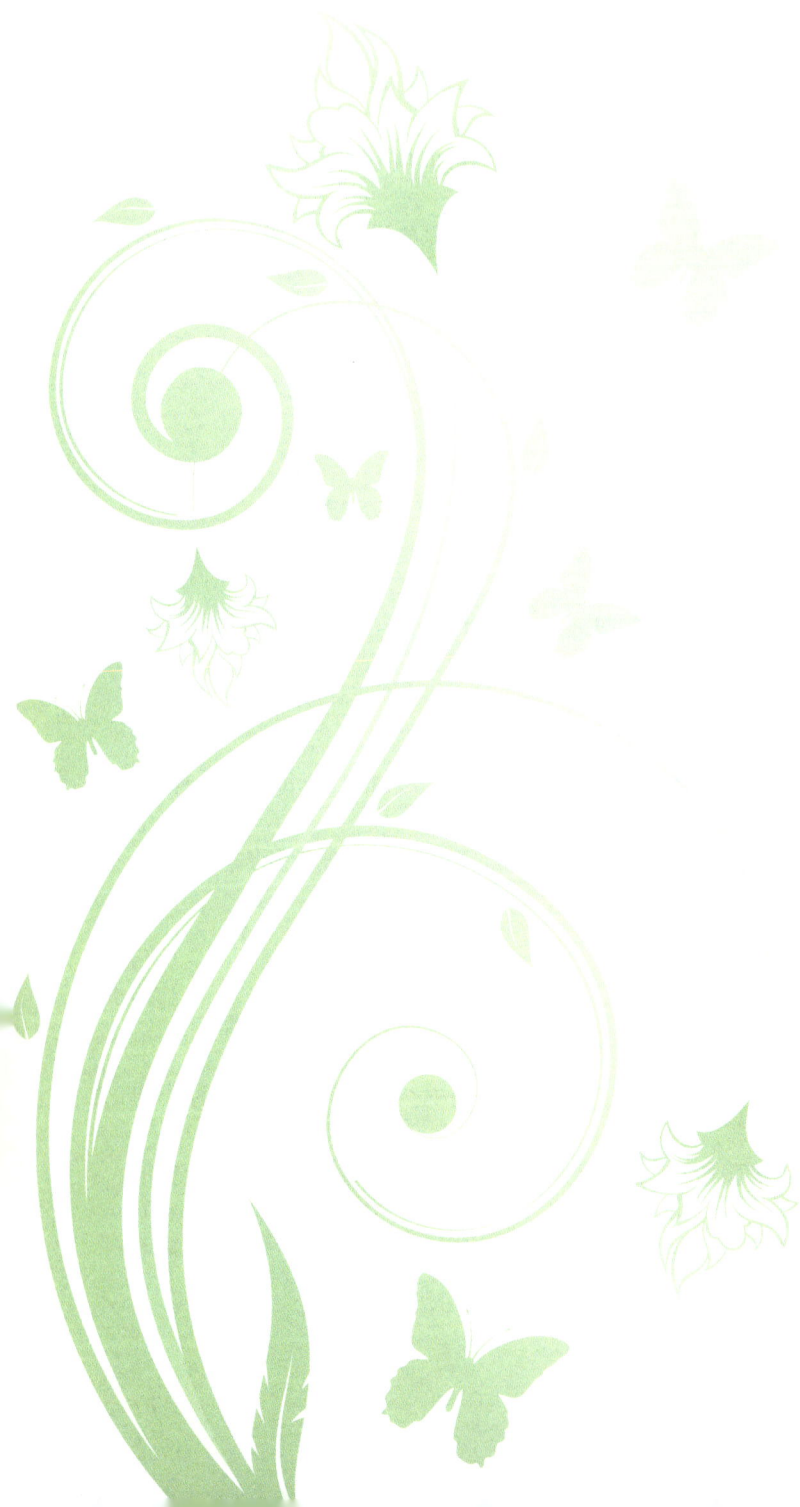

第**5**章

远志药材
质量评价

第一节　远志的本草考证与道地沿革

一、本草考证与道地沿革

远志始载于《神农本草经》，列为上品，谓"主咳逆伤中，补不足，除邪气，利九窍，益智慧，耳目聪明，不忘，倍力，久服轻身不老……生川谷。"《名医别录》载：远志"生泰山及菀句山谷。"《本草经集注》载："小草状似麻黄而青，生泰山及菀句山谷……菀句县属兖州济阴郡，今尤从彭城北兰陵来。"《新修本草》载："生泰山及菀句山谷，四月采根、叶，阴干。"《本草图经》载"今河、陕、京西州郡亦有之……泗州出者，花红，根、叶俱大于他处商州者根又黑色，俗传夷门远志最佳"。附有泗州远志、解州远志、威胜远志、齐州远志、商州远志图五幅。《证类本草》亦附有商州远志、解州远志、泗州远志、齐州远志、威胜军远志图。《本草品汇精要》载："生泰山及菀句山谷、泗州、商州，今河、陕、京西州郡亦有之，道地夷门者闭。"《本草纲目》载："远志生泰山及菀句山谷……菀句县属兖州济阴郡，今尤从彭城北兰陵来……河、陕、京西州郡亦有之。泗州出者，花红，根、叶俱大于他处；商州者根又黑色，俗传夷门远志最佳。"《植物名实图考长编》载："生泰山及菀句川谷……菀句县属兖州济阴郡，今尤从彭城北兰陵来……今河、陕、京西州郡亦有之……泗州出者，花红，根、叶俱大于他处，商州者根又黑色，俗传夷门远志最佳……今密县梁家卫山谷间多有之。"《药物出产辨》载："产山西曲沃县，河南禹州府。"

综上可见，唐代以前远志的主产地在今天山东泰安、曹县，江苏常州、宿迁等地。宋代开始远志主产地进一步扩大，出现山西运城、沁县，山东济南，陕西商州，并指出山西、陕西、河南、河北、山东、湖北北部、安徽西北部等地区亦产。宋代始认为夷门（河南开封）为远志道地产区。

二、现代文献记载

《中药志》（1961年版）载："远志产区很广，主产于山西闻喜、翼城，陕西韩城、大荔、华阴，河北阜平，北京郊区，河南巩义、卢氏……以河南产量最大，陕西质量最好，销全国且出口。"《中国药典》（1963年版）（一部）记载远志主产："山西、陕西、河南等地。"《中药大辞典》记载："远志主产山西、陕西、河北、河南。"《中药志》（1982年版）记载"主产山西阳高、闻喜、榆次、芮城，陕西韩城、大荔、华阴、绥德、咸阳，吉林通辽及白城地区，河南巩义、卢氏。此外山东、内蒙古、安徽、辽宁、河北等地亦产。"《中华本草》（精选本）记载："远志主产于东北、华北、西北以及河南、山东、安徽部分地区，以山西、陕西产量最大，销全国，并出口。"《中国道地药材原色图说》载："主产于山西、陕西、吉林、河南、内蒙占、山东等地。"

综上可见，远志分布于东北、华北、西北、华中和四川等地，主产山西、陕西、河南、河北等地，以山西、陕西产量最大，销全国，并出口。

可见，自宋朝《本草图经》到现代，山西均为远志的主产区，远志的道地产区古代本草认为是河南开封，《中药志》（1961年版）记载陕西质量最好，但1961年后的当代本草没有提及。

第二节　远志药材商品规格标准

一、志筒规格标准

一等：干货。呈筒状，中空。表面浅棕色或灰黄色，全体有较深的横皱纹，皮细肉厚。质脆易断，断面黄白色。气特殊，味苦微辛。长7cm，中部直径0.5cm以上。无木心、杂质、虫蛀、霉变（图5-1和图5-2）。

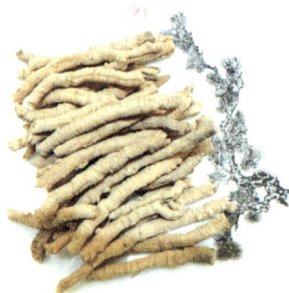

图5-1　远志筒一等A

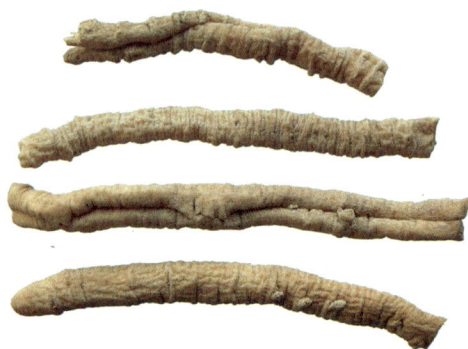

图5-2　远志筒 一等B

二等：干货。呈筒状，中空。表面浅棕色或灰黄色，全体有较深的横皱纹，皮细肉厚。质脆易断，断面黄白色。气特殊，味苦微辛。长5cm，中部直径0.3cm以上。无木心、杂质、虫蛀、霉变（图5-3至图5-5）。

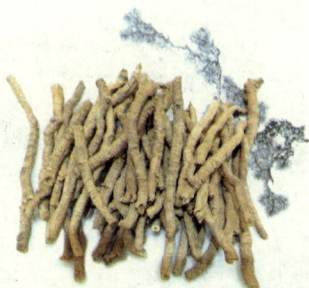

图5-3　远志筒二等A

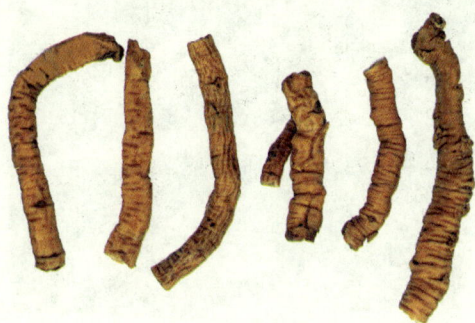

图5-4　远志筒二等B

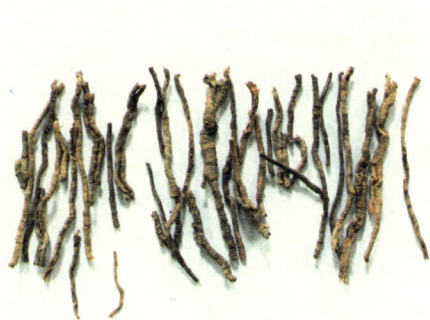

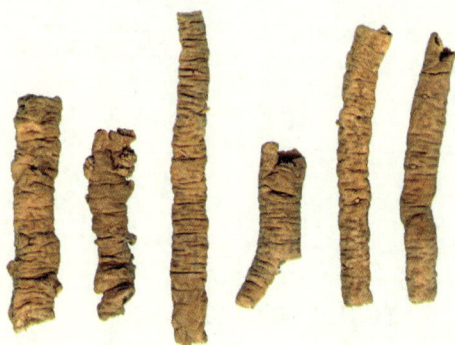

图5-5　远志筒统货

二、志肉规格标准

统货。干货。多为破裂断碎的肉质根皮。表面棕黄色或灰黄色，全休为横皱纹，皮粗细厚薄不等。质脆易断，断面黄白色。气特殊，味苦微辛。无芦茎、无木心、杂质、虫蛀、霉变（图5-6）。

备注：远志根是抽不出木心的小根，为保护资源，未制订规格标准。

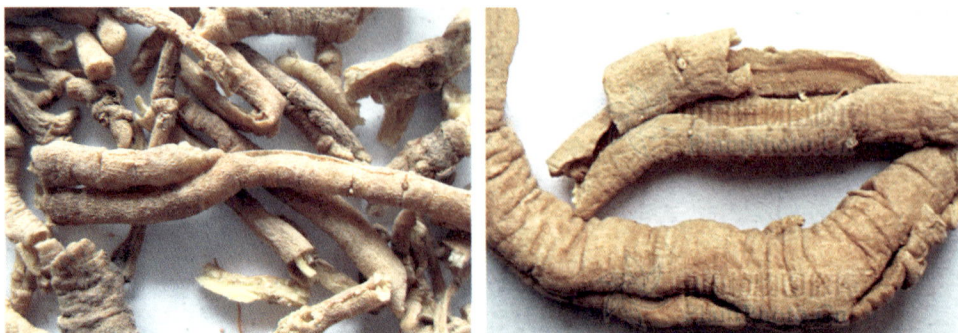

图5-6 远志肉

第三节 远志的饮片炮制

一、远志

去杂质及木心，切段。

二、制远志

净远志，甘草汤煮至汤被吸尽。远志每100kg，用甘草6kg，煎汤60kg。

三、蜜远志

拌润蜜水，文火炒至深黄，不粘手。远志每100kg，用炼蜜20kg。

原药材经甘草水浸泡一宿后（认为可去其毒性），再晒干切段，入药者称清远志。

本品木心部服后令人发烦，不宜入药，肉厚粗壮者用木棒捶松或用手搓揉使皮肉分离，抽去木心，呈中空筒状者称远志筒，列为上品；较细者用木棒捶裂，致使破碎，除去木心者称远志肉，品质略逊。产于山西、陕西一带者称关远志，为道地药材。

远志经炒制后称炒远志，其毒性已减，可免药后呕吐之弊。将远志段置甘草汤中用文火煮至甘草水吸尽，取出晒干入药者称炙远志，亦称制远志，经制后既可解其毒性，又可取其调中和胃，素有胃疾、胃气虚弱者用之较宜。以炼蜜加入适量开水和匀，拌入炙远志稍闷，微炒至不粘手为度，取出放凉入药者称蜜远志，蜜制后可有滋润之功，加强安神作用，常用于心血不足之失眠多梦等证。远志肉喷水微闷后，加朱砂细粉拌匀，取出晾干入药者称朱远志，其宁神作用较强。

四、远志炮制历史沿革及研究进展

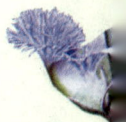

远志药用历史悠久，始载于《神农本草经》，为远志或卵叶远志的干燥根，本品味苦，辛、温，归心、肺经，具有宁心安神、祛痰开窍、消痈除肿等功效，临床常将其用于惊悸、失眠健忘、痰阻心窍、癫痫发狂、咳嗽痰多、痈疽疮毒等症的治疗。远志的炮制方法历代文献均有记载，多散见于医方本草，演变至今主要沿用切断、甘草制、蜜制、朱砂制四种炮制品，其中以甘草制、密制应用较为广泛。此外，各省市炮制规范还收有炒黄、炒焦、制炭、蒸制等多种炮制方法。

（一）远志炮制历史沿革

1. 净制

远志净制始见于公元234年《华氏中藏经》"去心"，之后历代沿用，如梁代

《本草经集注》"捶破去心"，唐代《千金翼方》"去心"，直至公元10世纪《雷公炮炙论》才第一次记述了去心的理由："凡使，先须去心，若不去心，服之令人烦。"到了宋代，"去心"有了进一步发展，如《小儿病源方论》"去苗骨"，《太平惠民和剂局方》"汤浸去心"及"甘草煮去芦骨"。金元时期基本沿用宋代的净制方法，只在元代《瑞竹堂经验方》中提出"去心，春秋三日，夏二日，冬四日，用酒浸令透，易为剥皮。"不仅发展了酒浸去心，还体现了炮制应四时变化而宜的观点，明代有了更进一步的发展，《普济本事方》"锉洗"。总之，远志去木质心的本草记载有"去心""去骨""去梗""去木"等称谓，足见古人十分重视"去心"这一净制环节。

2. 切制

远志切制始见于《本草经集注》"皆捶破"，之后历史文献记述不多，直至清代《外科大成》首次提出"去心，为末"。

3. 炮制

（1）不加辅料的炮制

远志不加辅料的炮制有炒、焙、炙、制等。炒，自宋《普济本事方》："远志，去心，洗、锉，炒令黄色。"之后元、明、清各代均有记载，如明《外科正宗》与清《医宗说约》均载"微炒"，清《类证治裁》载"炒炭"。宋《鸡峰普济方》首先提出"焙干"，以后元《瑞竹堂经验方》、明《普济方》亦有"焙干"或"焙"的记载。炙、制二法均见于清《医宗金鉴》。

（2）加辅料炮制

① 单一辅料炮制

a. 以甘草为辅料炮制

《雷公炮炙论》首先提出："用熟甘草汤浸一宿，漉出，曝干用之也。"之后历代本草记载以甘草为辅料者颇多。

甘草水同煮：宋《普济本事方》首先提出"甘草煮三四沸"，之后宋、明、清各代均有记载。

甘草汤水浸：《雷公炮炙论》首先提出，之后宋、明、清各代均有记述，其中多数医籍均提出浸制的时间为"一宿"，清《本草述》首先提出用甘草汤浸的目的"因苦下行以甘草缓之使之上发也"。

甘草水浸：焙：宋《太平惠民和剂局方》首先提出"甘草汤浸一宿，滤出焙干用"，之后明、清均有记载。

甘草（水或汁）制：宋《校注妇人良方》首先提出，之后清《本草纲目拾遗》《霍乱论》等有记载。

甘草汤浸，炒：明《景岳全书》首先提出"制以甘草汤，浸一宿晒干，炒用"，之后明、清均有记述。

甘草汁浸蒸：明《先醒斋医学广笔记》有此记载；

甘草汤洗：清《增广验方新编》提出"甘草汤洗一次"。

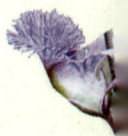

b. 以姜为辅料炮制

姜炒，包括"姜汁炒""姜汁浸炒""姜汁制炒""姜制炒""姜汁取肉炒"：宋《普济本事方》首先提出"生姜汁炒"，之后宋、元、明、清均有主张姜炒的著作。

姜汁淹：宋《三因极一病证方论》首先提出"姜汁淹"，之后明《普济方》《秘传证治要诀及类方》《景岳全书》亦有记述。

姜汁焙：明《普济方》首先提出"姜汁蘸湿取肉、焙"，之后明《奇效良方》《婴童百问》有姜汁（制）焙记载。

姜汁煮：明《婴童百问》有此记载。

c. 以酒为辅料炮制

酒洒蒸（或再"炒"）：宋《太平惠民和剂局方》首先提出"远志，酒蒸，补心肾虚，怔忪昏聩，神志不宁。"之后宋《三因极一病证方论》、明《普济方》《证治准绳》有记载。

酒浸（洗或再"焙"）：宋《三因极一病证方论》首先提出"酒浸洗去心"，之后元、明、清医籍均有记载。

d. 小麦为辅料炮制

明《普济方》载"小麦炒"。

e.（米）泔为辅料炮制

明《医学纲目》载："泔浸，捶去心。"《类编朱氏集验医方》载："远志，米泔水浸洗，去土、去心。"《得配本草》载："米泔水浸，糙捶，去心用，不去心令人闷绝。"

② 多种辅料炮制

甘草、姜为辅料：明《普济方》首先提出"甘草水煮，姜汁炒"，之后明代《奇效良方》《证治准绳》均有记载。

甘草、黑豆、姜为辅料：明《医学入门》"远志，甘草水、黑豆煮，去骨后姜汁炒。"

猪胆汁、姜为辅料：《增补万病回春》"远志，水泡去心，二两猪胆汁煮后姜汁炒。"

黑豆、甘草为辅料：明《景岳全书》载"黑豆甘草同煎"。

米泔、甘草为辅料：清《得配本草》云"米泔水浸，糙捶，去心用……再用甘草汤泡一宿，滤出日干，或焙干用。"

（二）远志炮制现代研究

1. 远志去心

现代研究表明远志木质部溶血作用较皮部要低，各部位溶血指数：远志肉为2926，远志心为43；急性毒性试验：LD_{50}远志肉为10.03g/kg，全远志为16.95g/kg，远志心为75g/kg，仍无致死。郭一敏等对同一批远志的木心部、皮部皂苷含量测定，结果表明皮部为12.1%，木心部为0.48%，相差达25倍，认为远志心毒性和溶血作用均很低，证明我国古代重用远志皮的经验可贵。山西省药品检验所药理室用全远志、远志皮及远志木心对小鼠进行祛痰、溶血、镇静及急性毒性等比较，结果表明全远

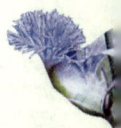

志、远志皮的祛痰作用相似，而远志木心无效；抗惊厥作用以全远志最强，远志皮次之，远志心无效；溶血作用及急性毒性，以远志皮最强，全远志次之，远志木心最弱，且远志皮和木心部化学成分相同。赵守训等报道，远志木质部的溶血作用较远志皮部低，全远志、远志皮、远志心在同剂量时均可加强催眠作用。远志（未去心）与去心远志比较，祛痰作用不减弱。因此，有的学者认为远志不必去心使用。

2. 炮制对化学成分影响

李明贵与柯文彬分别对生远志与炮制远志采用硅胶薄层层析，以正丁醇–醋酸–水（5∶1∶4）上行展开，365nm紫外灯下观察，结果用甘草水煮至汤吸尽，取出晒干与甘草水浸透捞出后晒干远志，其所含远志皂苷种类相同，均比生品皂苷含量高，且远志心、远志肉或根所含成分有别，炮制品比生品多一白色斑点。但李光巍采用薄层层析在254nm紫外灯下观察远志炮制前后荧光斑点，显示无差异。李希对远志5种不同炮制品进行了浸出物及薄层鉴别试验，结果表明远志浸出物量的差别为：蜜远志>远志>炒远志>制远志>炒制远志；蜜远志与其他炮制品中浸出物含量有显著性差异，因其浸出物中主要成分为具有祛痰作用的皂苷类，从而印证了远志蜜炙后能增强化痰止咳的作用；远志及制远志经炒制后浸出物含量均有所降低，因而清炒对远志的有效成分有一定的破坏作用，炮制时应注意控制时间。远志薄层鉴别结果显示，远志炮制品所含化学成分并无明显变化，炮制对远志中各成分的影响不大。刘惠茹采用TLC法分离出生品远志皂苷为定性对照品，用HPLC法测定各远志药材炮制品远志皂苷的相对含量，对远志的甘草汁煮法、蒸法、烘法、炒法制品与生品进行了对比实验，测定远志皂苷含量的顺序为生品>

烘法>煮法>炒法>蒸法，说明远志经加入辅料甘草并适当加热处理后，含量均有所下降，提示传统甘草、炙远志的炮制方法有可能会导致疗效的下降，认为该法值得商榷。高万山等报道1985年版药典法制远志优于《江苏省中药饮片炮制规范》（1980年版）的制远志，且制远志的质量与甘草质量有关。黄德杰等报道，以皂苷含量和祛痰作用为指标，对《中国药典》（1977年版）制远志和《上海市中药饮片炮制规范》（1980年版）制远志进行工艺研究，结果上海法优于药典法。房敏峰等考察了添加辅料与不添加辅料共17种不同炮制方法对远志中皂苷元组成、含量的影响，采用电喷雾质谱（ESI-MS）分析远志酸解产物的化学结构，高效液相色谱测定远志皂苷元的含量，结果表明炮制时加辅料能显著促进环远志皂苷元的生成，远志加辅料炮制后，环远志皂苷元含量与生品相比升高6～8倍，而远志酸、远志皂苷元与生品含量水平相当，远志炭中皂苷元含量远低于生品。

土光志等以醇浸出物含量和远志酸含量为指标，比较炒、甘草制、蜜炙、姜制以及酒制等5种炮制方法对远志质量的影响，结果表明浸出物含量上，蜜远志>酒制远志>甘草制远志>生远志>姜汁炙远志>炒远志；远志酸含量上，酒制远志>甘草制远志>蜜远志>生远志>姜汁炙远志>炒远志。炒远志与其他炮制品中浸出物和远志酸含量均有极显著差异，而其他炮制品之间差异不显著。

3. 炮制对远志药理作用及毒副作用的影响

刘惠茹等对生远志、蜜炙远志、生远志与甘草不同配伍比例（3∶1、3∶2、3∶3）对小鼠胃肠运动的影响进行了研究，结果生远志与甘草（3∶1）配伍对小鼠小肠运动及胃排空均有明显抑制作用，并致胃肠充气、肿胀、肠壁变薄，呈现出明

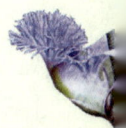

显的胃肠毒性，但蜜炙远志、远志与甘草3∶2、3∶3剂量配伍，对胃肠运动无明显影响，证实了远志炮制品应用于临床的合理性。生远志、蜜制远志、姜制远志、甘草制远志对小鼠均有明显的止咳化痰作用，可能因远志主要含皂苷类成分，能刺激胃黏膜，反射性地增强支气管的分泌，从而具有祛痰作用。有学者认为蜜炙远志能增强远志对胃黏膜及迷走神经的刺激，增加支气管的分泌，使气管内容物易于咳出。临床现多用蜜制远志和甘草制远志，目的是为了减轻远志对胃肠的刺激。李光巍等对远志炮制前后做薄层分析比较，并对阈下催眠剂量异戊巴比妥钠的协同作用、祛痰作用进行实验，结果表明生远志、炙远志、甘草水炙远志与对照组比较，有非常显著的镇静、祛痰作用。郭娟采用氨水诱发咳嗽法和比色法观察了生远志以及各炮制品水煎液对小鼠的镇咳和祛痰作用，结果表明，生远志、蜜制远志、姜制远志、炙（甘草制）远志均具有显著的镇咳作用，生远志高剂量、蜜远志低剂量、炙远志高剂量组还有明显的祛痰作用，远志与各炮制品均有止咳化痰功效，且无显著差异。

第四节　远志的包装、储藏、运输

一、包装

远志药材晾干后即可包装贮运。每箱5kg左右，在每件包装上应注明品名、规格、产地、批号、包装日期、生产单位，并附有质量合格的标志。

二、储藏

远志药材要放置通风阴凉处。适宜温度28℃以下，相对湿度68%～75%，商

品安全水分11%～14%。夏季最好放在冷藏室，防止生虫、发霉。贮藏期应定

期检查，消毒，保持环境卫生整洁，经常通风。发现轻度霉变、虫蛀，要及时

翻晒。

三、运输

远志药材的运输工具或容器应具有良好的通气性，以保持干燥，并应有防潮措

施，尽可能地缩短运输时间。同时不应与其他有毒、有害及易串味的物质混装。

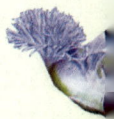

第五节　远志的药典质量标准

本品为远志科植物远志*Polygala tenuifolia* Willd. 或卵叶远志*Polygala sibirica* L.的

干燥根。春、秋二季采挖，除去须根和泥沙，晒干。

一、性状

本品呈圆柱形，略弯曲，长3～15cm。直径0.3～0.8cm。表面灰黄色至灰棕色，

有较密并深陷的横皱纹、纵皱纹及裂纹，老根的横皱纹较密更深陷，略呈结节状。质硬而脆，易折断，断面皮部棕黄色，木部黄白色，皮部易与木部剥离。气微，味苦、微辛，嚼之有刺喉感。

二、鉴别

（1）本品横切面　木栓细胞10余列。栓内层为20余列薄壁细胞，有切向裂隙。韧皮部较宽广，常现径向裂隙。形成层成环。木质部发达，均木化，射线宽1~3列细胞。薄壁细胞大多含脂肪油滴；有的含草酸钙簇晶和方晶。

（2）取本品粉末0.5g，加70%甲醇20ml，超声处理30分钟，滤过，滤液蒸干，残渣加甲醇1ml使溶解，作为供试品溶液。另取远志𠮟酮Ⅲ对照品，加甲醇制成每1ml含0.5mg的溶液，作为对照品溶液。照薄层色谱法（通则0502）试验，吸取上述两种溶液各2μl，分别点于同一硅胶G薄层板上，以三氯甲烷-甲醇-水（7∶3∶1）的下层溶液为展开剂，展开，取出，晾干，置紫外光灯（365nm）下检视。供试品色谱中，在与对照品色谱相应的位置上，显相同颜色的荧光斑点。

（3）取细叶远志皂苷［含量测定］项下的供试品溶液20μl和对照品溶液4μl，分别点于同一硅胶G薄层板上，以三氯甲烷-甲醇-水（6∶3∶0.5）为展开剂，展开，取出，晾干，喷以10%硫酸乙醇溶液，在105℃加热至斑点显色清晰。供试品色谱中，在与对照品色谱相应的位置上，显相同颜色的斑点。

三、检查

水分　不得过12.0%（通则0832第二法）。

总灰分　不得过6.0%（通则2302）。

黄曲霉毒素　照黄曲霉毒素测定法（通则2351）测定。本品每1 000g含黄曲霉毒素B_1不得过5μg，黄曲霉毒素G_2、黄曲霉毒素G_1、黄曲霉毒素B_2和黄曲霉毒素B_1总量不得过10μg。

四、浸出物

照醇溶性浸出物测定法（通则2201）项下的热浸法测定，用70%乙醇作溶剂，不得少于30.0%。

五、含量测定

细叶远志皂苷　照高效液相色谱法（通则0512）测定。

色谱条件与系统适用性试验　以十八烷基硅烷键合硅胶为填充剂；以甲醇 0.05%磷酸溶液（70∶30）为流动相；检测波长为210nm。理论板数按细叶远志皂苷峰计算应不低于3000。

对照品溶液的制备　取细叶远志皂苷对照品适量，精密称定，加甲醇制成每1ml含1mg的溶液，即得。

供试品溶液的制备　取本品粉末（过三号筛）约1g，精密称定，置具塞锥形瓶中，精密加入70%甲醇50ml，称定重量，超声处理（功率400W，频率40kHz）1小时，放冷，再称定重量，用70%甲醇补足减失的重量，摇匀，滤过，精密量取续滤液25ml，置圆底烧瓶中，蒸干，残渣加10%氢氧化钠溶液50ml，加热回流2小时，放冷，用盐酸调节pH值为4～5，用水饱和的正丁醇振摇提取3次，每次50ml，合并正丁醇液，回收溶剂至干，残渣加甲醇适量使溶解，转移至25ml量瓶中，加甲醇至刻度，摇匀，即得。

测定法　分别精密吸取对照品溶液与供试品溶液各10μl，注入液相色谱仪，测定，即得。

本品按干燥品计算，含细叶远志皂苷（$C_{36}H_{56}O_{12}$），不得少于2.0%。

远志𠮷酮Ⅲ和3,6-二芥子酰基蔗糖　照高效液相色谱法（通则0512）测定。

色谱条件与系统适用性试验　以十八烷基硅烷键合硅胶为填充剂；以乙腈-0.05%磷酸溶液（18∶82）为流动相；检测波长为320nm。理论板数按3,6-二芥子酰基蔗糖峰计算应不低于3000。

对照品溶液的制备　取远志𠮷酮Ⅲ对照品、3,6-二芥子酰基蔗糖对照品适量，精密称定，加甲醇制成每1ml含远志𠮷酮Ⅲ0.15mg、含3,6-二芥子酰基蔗糖0.2mg的混合溶液，即得。

供试品溶液的制备　取本品粉末（过三号筛）约1g，精密称定，置具塞锥形瓶中，精密加入70%甲醇25ml，称定重量，加热回流1.5小时，放冷，再称定重量，用70%甲醇补足减失的重量，摇匀，滤过，取续滤液，即得。

测定法　分别精密吸取对照品溶液与供试品溶液各10μl注入液相色谱仪，测定，即得。

本品按干燥品计算，含远志𠮿酮Ⅲ（$C_{25}H_{28}O_{15}$）不得少于0.15%，含3, 6-二芥子酰基蔗糖（$C_{36}H_{46}O_{17}$）不得少于0.50%。

【用法与用量】　3～10g。

【贮藏】　置通风干燥处。

第六节　远志的主要伪品鉴别

远志的主要伪品有白薇、麦冬须根，另外还有野胡麻和三叶香草的干燥根。周文兰等通过来源、形状、显微特征及理化性质4个方面对白薇与远志进行了鉴别。张辉煌通过对远志和白薇在性状、粉末、化学性质、薄层层析4个方面的鉴别研究，把远志的混淆品白薇的原药材、饮片、粉末或浸膏鉴别了出来。万德光等指出远志掺伪品麦冬须根在外观性状上以色淡、形细长、质柔韧而区别于远志；显微特征上掺伪品麦冬须根具草酸钙针晶、石细胞及内皮层细胞，可与远志区别。

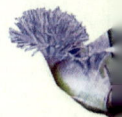

一、白薇的鉴别

1. 来源

《中国药典》（2015年版）规定为萝藦科植物白薇*Cynanchum atratum* Bge.或蔓生

97

白薇Cynanchum versicolor Bge.的干燥根及根茎。其别名有山烟根子、拉瓢、白马薇。

2. 性状鉴别

大多为切断细根，少数为不规则的圆形片。表面棕黄色，平滑。质硬脆，易折断，断面皮部黄白色，木部黄色，中央有细小黄色木心，不易分离，长2～3mm，粗约1mm。气微，味微苦。

3. 显微鉴别

粉末淡灰白色，味微苦。草酸钙簇晶较多，有的一个细胞含2个簇晶，有的含晶细胞纵向连拣根下皮细胞类长方形，壁波状弯曲下皮组织间布有类圆形分泌细胞，内含黄色分泌物。具缘纹孔，网纹及螺纹导管木纤维多成束，有斜纹孔或细小圆纹孔，内皮层细胞表面观长方形，垂周壁细波状弯曲，微木化淀粉粒单粒类圆形，脐点点状，裂缝状或三叉状，复粒由2～6分粒组成；纤维壁极厚，胞腔细或不明显。

4. 理化鉴别

取本品在荧光灯下观察，外表显褐紫色荧光，断面皮部显蓝色荧光。

二、幼椿白皮的鉴别

（一）来源与形状鉴别

为苦木科植物臭椿的幼根皮，呈不整齐的卷筒状，中空，直径0.1～1cm。表面灰黄色或黄褐色，粗糙，栓皮易脱落，具多数突起的纵向皮孔及支根痕。内表面黄白色，平坦。质硬而脆，易断，断面不平坦，棕黄色。有油腥气，味甚苦而持久。

（二）显微鉴别

1. 根横切面

（1）远志　①木栓层为多层细胞组成；②皮层稍厚；③韧皮部较宽广，约与皮层相等；④射线明显，筛管较细小；⑤薄壁细胞中不含淀粉，含有大量脂肪油滴。

（2）幼椿白皮　①木栓层由多层细胞组成；②皮层较薄；③韧皮部较小；④形成层成环；⑤木质部较发达，木化，导管较大；⑥皮层薄壁细胞中可见大量草酸钙簇晶。

2. 粉末鉴别

粉末淡灰黄色，气微，味苦。石细胞较多，大多成群，少单个散在，淡黄色，呈类圆形、类方形，壁厚约34μm，有的壁薄厚不匀，或三边较厚，一边较薄，胞腔中有草酸钙方晶。纤维较多，大多碎断、平直或稍弯曲，边缘平整或波状，壁较厚，木化，孔沟不明显，胞腔狭细或线形。草酸钙方晶极多，直径15～56μm。草酸钙簇晶易察见，大多呈多面形或双锥形。木栓细胞带黄色、表面多角形。淀粉粒较少，单粒。

（三）理化鉴别

取粗粉末约0.5g，加热蒸馏水10ml，用力振摇1分钟，则无泡沫。

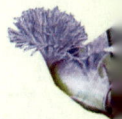

三、麦冬须根

远志掺伪品麦冬须根在外观性状上以色淡、形细长、质柔韧而区别于远志；显微特征上掺伪品麦冬须根具草酸钙针晶、石细胞及内皮层细胞，可与远志区别，见表5-1和表5-2。

表5-1　掺伪品与远志及麦冬须根的性状鉴别

品名	鉴别要点
远志	呈圆柱形，略弯曲，具支根，长2～14cm，直径2～10mm。表面灰黄至灰棕色，有密而深陷的横皱纹及裂纹，或有支根脱落后的瘢痕。质脆，易断，皮部易与木部剥离。气微香，味苦，微辛，有刺喉感
麦冬须根	呈细长弯曲状，长3～25cm，直径1～3mm。表面黄白色或淡黄色，具细皱纹及横裂纹。质柔韧，断面黄白色，木心细小、气微，味甘，嚼之发黏
掺伪品	同麦冬须根

表5-2　掺伪品与远志及麦冬须根的粉末显微鉴别

品名	鉴别要点
远志	木栓细胞淡黄或黄色，壁略呈不规则波状弯曲，内含丰富的脂肪油滴。薄壁细胞类圆形或长圆形，隐约可见细密纹孔，含丰富脂肪油滴。木纤维多成束，细长，直径10～25μm，壁木化导管主要为具缘纹孔导管，少数为网纹导管
麦冬须根	皮层薄壁细胞类圆形，细胞中含草酸钙针晶束，偶见黏液细胞，针晶长25～50μm；石细胞长方形常成群，壁木化，壁孔细密，孔沟明显；内皮层细胞长方形，壁均匀增厚，木化，纹孔稀疏，孔沟明显。木纤维细长，细胞壁木化，壁孔呈稀疏点状，孔沟明显；导管及管胞多单纹孔及网纹
掺伪品	同麦冬须根

四、野胡麻、三叶香草的鉴别

1. **野胡麻** 本品为玄参科植物野胡麻*Dodartia arientalis* L.，又名牛含水（《甘肃卫生通讯》），多德草、紫花草（《内蒙古中草药》），刺儿草、倒打草（《沙漠地区药用植物》），道爪草、牛汉水、牛哈水（《全国中草药汇编》），紫花秧（《中药大辞典》），药用其根及全草。野胡麻的根较粗壮，肉质，长可达20cm，表面棕黄色，味微苦，嚼之无刺喉感。

2. **三叶香草** 本品为报春花科植物三叶香草*Lysimachia insignis* Hemsl.，又名三张叶、三块瓦（《云南中草药》），三叶珍珠草、三支叶、节骨风、解毒草（《广西药用植物名录》），跌打鼠（《文山中草药》），三叶排草（《中国高等植物图鉴》），民间药用其全草或根。三叶香草的根呈圆柱形，常弯曲，长5～15cm或更长，直径2～5mm。表面较平滑，淡红褐色，有众多棕红色小斑点，并有稀疏的细根痕。质脆，易折断，断时有粉尘。断面皮部较木部厚，类白色，易与木部分离，木部淡黄色。气无，味微辣。

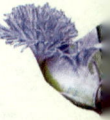

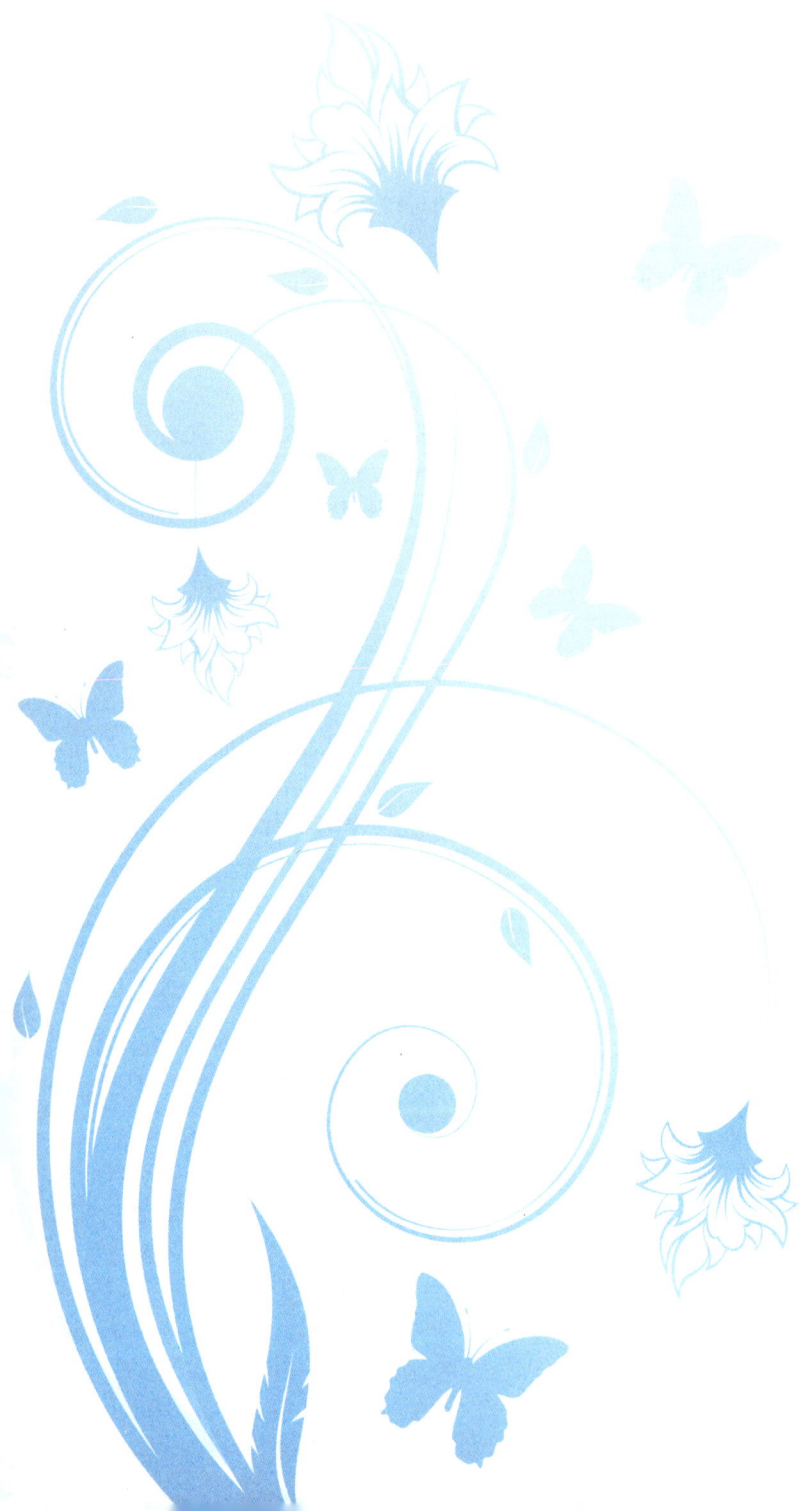

第6章

远志现代医药研究

第一节　远志的化学成分研究

远志所含成分的结构复杂且相对分子质量较大，直到20世纪60年代末才第一次得以阐明。近20年以来对远志的化学成分研究较多，主要成分为皂苷类、𠮠酮、寡糖脂类、生物碱、糖类、脂肪油、树脂及四氢非洲防己胺等物质。

1. 皂苷

皂苷为远志中祛痰止咳、镇静的主要活性成分。近年来药理研究证明了皂苷还具有降血糖、免疫增强和降压作用。近10年来由于分离纯化技术的进步，各种微量分析方法特别是质谱和核磁共振等新技术的发展，皂苷化合物的结构研究取得了巨大的进展，目前已经查明远志根含远志皂苷（onjisaponin）A～G 7种三萜皂苷，并鉴定了远志皂苷A、B、E、F和G的结构。近年来，又有几种新的远志皂苷被发现，它们与A～G具有相同的苷元，但糖的位置、数量和连接方式尚待确定。远志皂苷被酸水解，可得远志酸、远志皂苷元和羟基远志皂苷元。

远志皂苷元的量在不同物候期具有动态变化，应用薄层扫描法测定了不同物候期卵叶远志根中远志皂苷元的量，结果表明：现蕾期卵叶远志根中远志皂苷的量最高，其动态规律为现蕾期>盛花期>果期>果后营养期，因此认为，在春季花开前采收为佳，为确定远志的合理采收时间提供了依据。

刘友平等对远志不同部位的总皂苷量进行了测定，结果为细叶远志茎叶部分总皂苷量为2.46%，根为3.2%；卵叶远志茎叶量为1.50%，根为1.61%。表明细叶远志及卵叶远志地上部分均含有活性成分总皂苷，且量不低于1%，提示远志地上部分有一定的药用价值，说明民间远志全草入药有其合理性，该研究为合理利用远志药材资源提供了依据。

2. 叫酮

叫酮又称苯丙色原酮，是一类黄色或类白色的酚性化合物，与黄酮类化合物有相似的颜色反应和谱学特征。通常存在于一些较高等的植物科，如龙胆科、桑科、藤黄科、远志科、豆科等植物及真菌和地衣中，具有利尿、抗菌、抗癌、抑郁等活性。叫酮类化合物主要分为5种结构类型：简单的氧代叫酮、叫酮糖苷、异戊烯基取代的叫酮、叫酮木脂素及其他叫酮类化合物。研究者从远志根提取物的乙醚或三氯甲烷层中分离出了大量含有荧光性的叫酮类化合物，共有31种，其中简单氧代叫酮30种，叫酮糖苷1种。

3. 寡糖酯类

寡糖脂类是远志及远志科其他植物中存在的独特化学成分，近年来发现寡糖酯类成分具有脑保护作用和抗老化作用，从而引起人们重视。Miyase首次从远志根中分离鉴定出16个新的寡糖多酯化合物，命名为tenuifolioses A～P，它们是五糖锌的多酯类，之后，在远志根中还分离和鉴定了5个新苯丙烷类蔗糖酯tenuifoliside A～P。1999年从卵叶远志中分得了6个新的蔗糖酯类sibiricoses A_1～A_6和4个已知的这类化合物。远志属植物中的寡糖酯成分，主要以蔗糖为共同的母核，在此基础上以不同形式的糖苷键连接葡萄糖（少数为鼠李糖），分子中最高糖分子数为5醋酸、苯甲酸类和苯丙烯酸类与糖分子成酯。远志中寡糖酯类成分的研究加深了对其多种药理活性的理解。

4. 生物碱

金宝渊等用薄层色谱、紫外光谱、红外光谱以及核磁共振和质谱手段从远志根中分离到7种生物碱：N-甲酰基哈尔满、1-丁氧碳基-β-咔啉、1-乙氧碳基-β-咔啉、1-丁氧羰基-β-咔啉、perlolyrine、降哈尔满和哈尔满。

5. 多糖

多糖具有免疫调节、抗肿瘤、抗病毒作用。赵百牛等应用苯酚-硫酸显色法对远志16份不同品种样品进行了糖类分析。大部分远志药材的总糖量达22%，其中可溶性多糖量一般在12%以上，粗多糖量大多在10%以下。

6. 其他有机成分

孙晓飞等对远志脂肪油的脂肪酸甲酯化物经GC-MS分析测定出18种成分，经检索鉴定了其中17种成分。其脂肪油的主要成分为油酸、亚油酸、软脂酸、二十碳烯十一酸和硬脂酸。其中油酸相对量高达87.0%，亚油酸相对量为7.31%，软脂酸相对量为3.27%。油酸、软脂酸具有降血脂、抗动脉粥样硬化、抗血小板聚集及血栓形成的作用，亚油酸具有降血脂作用，并促进饱和脂肪酸及由其所衍生的脂类、胆甾醇等在血液中的运行，以减少沉积在血管壁上的可能性，从而达到防止动脉硬化的目的。这与中药远志具有消肿、降压的药理作用相一致。

此外，从远志中分得的成分还包括树脂、3，4，5-甲氧基桂皮酸、多巴胺受体活性化合物–四氢非洲防己胺和苯己酮苷卵叶远志苯酮（sibiricaphenone）。

7. 无机物

乔俊缠等利用空气乙炔火焰原子吸收光谱法测定了细叶远志和卵叶远志根中Zn、Cu、Fa、Mn、K、Ca、Mg的量。结果显示：远志中富含Fe、K、Ca、Mg，除Mg外，卵叶远志根中其他6种金属元素的量均高于细叶远志。

第二节　远志的现代药理研究

一、药理作用

1. 抗痴呆和脑保护活性

研究表明，远志提取物、皂苷类和糖酯类化合物均有抗痴呆和脑保护活性。远志提取物有助于修复因脑内胆碱能系统功能障碍引起的记忆缺陷，其对短期记忆的改善有助于修复东莨菪碱诱导的记忆缺陷。远志提取物BT–11不仅能够提高老年人的认知能力，还能提高成年人的记忆力。此外，BT–11还能够通过增加小鼠脑内葡萄糖的利用及神经细胞黏附因子的水平，修复压力诱导的记忆缺陷。

远志皂苷可以促进神经干细胞的增殖，促进小鼠神经元前体细胞HiB5的轴突生长。远志皂苷元对于海马区神经细胞体现出抗细胞凋亡及抗氧化活性，这是由于清除细胞内的活性氧，调节BCL–2及细胞凋亡相关蛋白酶的活性。远志酸通过调节细胞外信号调节激酶的磷酸化作用，促进人体神经祖细胞的增殖。polygalasaponinXXXⅡ可以提高海马区的学习和记忆能力，可能与改善突触传递、激活MAP激酶串联和提高脑源性神经营养因子（BDNF）水平有关。

远志中的糖酯也具有脑保护活性。从远志中分离出来的糖酯tenuifoliside B对氢化钾诱导的小鼠低氧脑损伤具有保护作用，并且改善东莨菪碱诱导的大鼠被动回避反应损伤（通过增强类胆碱能系统），表明tenuifoliside B具有改善认知和脑保护作用。tenuifolioses B，C可增强大鼠齿状回突触的传递作用，表明具有改善大鼠学习记忆的活性。

2. 抗抑郁作用

远志醇提物YZ-50（富含寡糖酯类）可显著提高慢性应激大鼠海马区BDNF及其受体TrkBmRNA的表达，调控慢性应激抑郁模型大鼠海马区BCL-2/Bax比例，抑制神经细胞的凋亡；明显降低慢性应激大鼠血清中促肾上腺皮质激素释放激素、促肾上腺皮质激素和皮质酮激素水平，从而改善抑郁症状。西伯利亚远志糖AS和tenuifoliside A对谷氨酸损伤的PC12细胞有一定的保护作用，表明这两种化合物有抗抑郁活性。3，6′-二芥子酰基蔗糖酯抗抑郁的活性快速有效，这与通过调节单胺氧化酶的水平、下丘脑-垂体-肾上腺皮质轴以及氧化系统有关，并且抗抑郁的有效剂量对中枢神经系统无兴奋或抑制效应。其抗抑郁作用的分子机制可能涉及海马区细胞黏附分子L1（CAM-L1）、层黏连蛋白、cAMP效应元件结合蛋白（CREB）和BDNF表达的增强。

3. 对心脑血管的作用

远志提取物有抗心肌缺血效应，与抑制细胞内的钙增加有关。远志的乙醇提取物及提取物的正丁醇萃取部分都可以减轻缺血再灌注时对脑的损伤，防止脂质过氧化作用，维持能量代谢。远志皂苷可以抑制大鼠血清肌酸磷酸激酶的升高和心肌组织中一氧化氮（NO）的形成，提高超氧化物歧化酶的活力，减小大鼠心肌梗死的范围。

4. 祛痰作用

用小鼠酚红排泌法试验表明，远志的祛痰作用较桔梗为强，但用犬呼吸道分泌液测定法，其作用强度不及桔梗。远志的祛痰作用可能是由于其所含皂苷对胃黏膜的刺激作用，反射性促进支气管分泌液增加所致。远志根皮对小鼠祛痰的最小有效量为1.25g/kg，而木心无明显的作用。亦有报道，给麻醉犬灌胃lg/kg的远志煎剂，而无祛痰作用。

5. 镇静和抗惊厥

远志根皮、未去木心的远志全根和根部木心对巴比妥类药物均有协同作用。小鼠灌胃3.125g/kg，可促使注射阈下催眠剂量的巴比妥钠的小鼠入睡。远志根甲醇提取物100mg/kg和200mg/kg腹腔注射给予小鼠可非常显著的延长环己烯巴比妥钠（90mg/kg）和盐酸氯丙嗪（3mg/kg）的睡眠时间。甲醇提取物的三氯甲烷不溶部分25、50、100mg/kg剂量，正丁醇不溶部分12.5、25、50、100mg/kg剂量和正丁醇可溶部分的6.25、12.5、50mg/kg剂量腹腔注射给予小鼠与远志根甲醇提取物相似均可显著或非常显著地

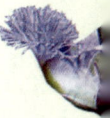

延长小鼠睡眠时间。远志皂苷F 5mg/kg和20mg/kg剂量腹腔注射给予小鼠亦可显著延长环己烯巴比妥钠（70mg/kg）和盐酸氯丙嗪（3mg/kg）的睡眠时间（$P<0.05$）。小鼠灌胃3.125g/kg对五甲烯四氮唑所致惊的对抗作用，以远志全根最强，根皮次之，木心则无效。

6. 抗水肿和利尿作用

远志根50%甲醇冷浸液浓缩后制成的混悬液200mg/kg口服给予结扎两侧颈静脉引起的水肿大鼠，其利尿作用为8.0 ± 1.11ml/100g体重，与对照组比较$P<0.01$，对充血性水肿发生的抑制率为100%，$P<0.001$。

7. 对cAMP磷酸二酯酶的抑制作用

远志根的热水提取物和甲醇提取物的三氯甲烷和正丁醇可溶或不溶部分对cAMP磷酸二酯酶均有一定的抑制作用，其中以三氯甲烷和正丁醇可溶部分的抑制率最高（在100μg/ml），分别为72.9%和73.3%。远志皂苷B、E、F、G对cAMP磷酯二酯酶的IC_{50}（$\times10^{-5}$M）分别为6.0、3.1、2.9、3.7，对照的罂粟碱为3.0。

8. 对大鼠穿梭行为及脑区域性代谢率的影响

大鼠口服远志提取物4.28g/kg研究对穿梭行为及脑区域性代谢率的影响。结果表明，服药后第5～9天条件反应及非条件反应次数均增多，间脑中辅酶 I（NAD^+）浓度显著增高，海马、尾状核和脑干内的辅酶I和还原型辅酶I（NADH）浓度均增高。表明具有促进动物体力和智力作用。

9. 抑菌作用

用纸片法测得10%远志煎剂对肺炎双球菌有抑制作用。远志乙醇浸液在体外对革兰阳性菌及痢疾杆菌、伤寒杆菌和人型结核杆菌均有明显的抑制作用。

10. 抗突变、抗癌作用

Ames试验发现远志的水溶性提取物对黄曲霉菌素B_1（AFB_1）诱发的回变菌落数也有显著的抑制效应，对TA98菌株回变菌落数有明显抑制效应，但对TA100菌株无抑制效应。说明其只有对抗碱基置换突变的因子。另外远志提取物有抑制小鼠P388淋巴细胞性白血病作用。

11. 对子宫作用

我国西北远志煎剂对离体豚鼠、家兔、猫、犬未孕及已孕子宫均有兴奋作用，静脉注射6.6%煎剂3～6ml（体重16.5kg）对孕狗在体子宫也有明显的兴奋作用。

12. 其他作用

试管溶血试验表明，远志有强的溶血作用。远志所含的𠮩酮类化合物对醛酮还原酶有抑制作用。远志和桔梗相似，含有皂苷，亦有溶解红细胞的作用，溶血作用强度为：远志＞美远志＞桔梗，远志肉（皮部）比远志木的溶血作用强。

二、毒性

历代本草在远志的毒性作用上均有记载，"去骨取皮用，否则令人烦闷""生用则刺激人咽喉""若服二钱，可作呕吐"。现代临床研究发现，远志常规用量偶而引起轻度恶心，若大剂量服用可引起恶心、呕吐、腹泻、溶血等不良反应，还可引起面神经麻痹、舌麻木、张口困难等症状。

生远志的急性毒性较大，若使用过量或使用时间较长，对胃肠运动有显著抑制作用，并能导致胃肠道明显胀气、肠壁变薄等现象。生远志提取液能够降低胃局部兴奋性神经递质P物质含量、减弱Ca^{2+}-ATP酶活性，增加NO含量，从而干预胃肠肌电慢波。还可通过减少胃肠道间质细胞数量，抑制胃肠运动。同时，降低胃黏膜局部防御因子，如生长抑素和PEC-2等的释放，增强氧自由基对胃黏膜细胞的损伤。远志总皂苷是引起胃动力异常、刺激胃黏膜的主要物质基础。远志水煎液所含皂苷及其苷元等物质进入胃肠道可直接抑制胃肠动力，又使远志酸等苷元物质在肠道中的滞留时间延长，从而进一步加重胃肠动力抑制。但是也不排除远志酸经小肠吸收进入血液后抑制胃肠神经递质而发挥作用。

基于远志良好的生物活性，很多远志减毒增效的研究也在开展。远志各炮制品具有明显的减毒增效作用，其中蜜远志效果最好。远志经过蜜制后远志酸与远志皂苷元含量降低，从而可减轻对胃肠黏膜直接刺激损伤。而与厚朴配伍能改善生远志所致的胃肠动力障碍，并随厚朴配比的增加使胃肠动力增强。同甘草配伍或用甘草炮制也有类似效果。

远志根皮小鼠灌胃的LD_{50}为10.03 ± 1.98g/kg，远志全根的LD_{50}为16.95 ± 2.01g/kg，而根部木心用至75g/kg仍无死亡。100%远志注射液灌胃对小鼠的LD_{50}为22.52g/kg。

第**7**章

远志中药性能
与应用

第一节　远志的中药性能

一、性味与归经

1. 性味

味苦、辛，性温。

①《本经》："味苦，温。"

②《别录》："无毒。"

③《本草经疏》："苦微辛，温。"

④《医学衷中参西录》："味酸微辛，性平。"

2. 归经

归肾、肺经。

① 王好古："肾经气分。"

②《滇南本草》："入心、肝、脾三经。"

二、功能与主治

1. 功能

安神益智，交通心肾，祛痰，消肿。

2. 主治

用于心肾不交引起的失眠多梦、健忘惊悸、神志恍惚，咳痰不爽，疮疡肿毒，

乳房肿痛。

①《神农本草经》："主咳逆伤中，补不足，除邪气，利九窍，益智慧，耳目聪明，

不忘，强志倍力。"

②《本草经集注》："杀天雄、附子毒。"

③《名医别录》："定心气，止惊悸，益精，去心下膈气、皮肤中热、面目黄。"

④《药性论》："治心神健忘，坚壮阳道。主梦邪。"

⑤《日华子本草》："主膈气惊魇，长肌肉，助筋骨，妇人血噤失音，小儿客忤。"

⑥王好古："治肾积奔豚。"

⑦《本草纲目》："治一切痈疽。"

⑧《滇南本草》："养心血，镇惊，宁心，散痰涎。疗五痫角弓反张，惊搐，口吐

痰涎，手足战摇，不省人事，缩小便，治赤白浊，膏淋，滑精不禁。"

⑨《本草再新》："行气散郁，并善豁痰。"

三、用法与用量

内服：煎汤，3～9g；浸酒或入丸、散。

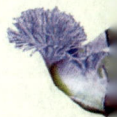

四、注意事项

宜忌：心肾有火，阴虚阳亢者忌服。

1.《本草经集注》

得茯苓、冬葵子、龙骨良。畏真珠、藜芦、蜚蠊、齐蛤。

2.《药性论》畏蛴螬。

五、各家论述

1.《神农本草经》

主咳逆伤中，补不足，除邪气，利九窍，益智慧，耳目聪明，不忘，强志倍力。

2.《本草经集注》

杀天雄、附子毒。

3.《名医别录》

定心气，止惊悸，益精，去心下膈气、皮肤中热、面目黄。

4.《药性论》

治心神健忘，坚壮阳道，主梦邪。

5.《日华子本草》

主膈气惊魇，长肌肉，助筋骨，妇人血噤失音，小儿客忤。

6. 王好古

治肾积奔豚。

7.《滇南本草》

养心血，镇惊，宁心，散痰涎。疗五痫角弓反张，惊搐，口吐痰涎，手足战摇，不省人事，缩小便，治赤白浊，膏淋，滑精不禁。

8.《本草再新》

行气散郁，并善豁痰。

9.《本草纲目》

远志，入足少阴肾经，非心经药也。其功专于强志益精，治善忘。盖精与志，皆肾经之所藏也。肾经不足，则志气衰，不能上通于心，故迷惑善忘。《灵枢经》云：肾藏精，精合志，肾盛怒而不止则伤志，志伤则喜忘其前言，腰脊不可以俯仰屈伸，毛悴色夭。又云，人之善忘者，上气不足，下气有余，肠胃实而心肺虚，虚则营卫留于下，久之不以时上，故善忘也。陈言《三因方》远志酒治痈疽，云有奇功，盖亦补肾之力尔。

10.《本草汇言》

倪朱谟曰：远志同人参、茯苓、白术能补心；同黄芪、甘草、白术能补脾；同地黄、枸杞、山药能补肾；同白芍、当归、川芎能补肝；同人参、麦冬、沙参能补肺；同辰砂、金箔、琥珀、犀角能镇惊；同半夏、胆星、贝母、白芥子能消惊痰；同牙皂、钩藤、天竺黄能治急惊；同当归六黄汤能止阴虚盗汗；同黄芪四君子汤，能止阳虚自汗。独一味煎膏能治心下膈气，心气不舒。独一味酿酒，能治痈疽肿毒，年久疮痍，从七情郁怒而得者，服之渐愈。

11.《本草正》

远志，功专心肾，故可镇心止惊，辟邪安梦，壮阳益精，强志助力。以其气升，故同人参、甘草、枣仁，极能举陷摄精，交接水火。

12.《药品化义》

远志，味辛重大雄，入心开窍，宣散之药。凡痰涎伏心，壅塞心窍，致心气实热，为昏聩神呆、语言謇涩，为睡卧不宁，为恍惚惊怖，为健忘，为梦魇，为小儿客忤，暂以豁痰利窍，使心气开通，则神魂自宁也。又取其辛能醒发脾气，治脾虚火困，思虑郁结，故归脾汤中用之。及精神短少，竟有虚痰作孽，亦须量用。若心血不足，以致神气虚怯，无痰涎可祛，即芎归味辛，尚宜忌用，况此大辛者乎。诸《本草》谓辛能润肾，用之益精强志，不知辛重暴悍，戟喉刺舌，与南星、半夏相类。《经》曰：肾恶燥，乌可入肾耶。

13.《医学衷中参西录》

远志，其酸也能翕，其辛也能辟，故其性善理肺，能使肺叶之翕辟纯任自然，而肺中之呼吸于以调，痰涎于以化，即咳嗽于以止矣。若以甘草辅之，诚为养肺要药。至其酸敛之力，入肝能敛辑肝火，入肾能固涩滑脱，入胃又能助生酸汁，使人多进饮食，和平纯粹之品，固无所不宜也。若用水煎取浓汁，去渣重煎，令其汁浓若薄糊，以敷肿疼疮疡及乳痈甚效、若恐其日久发酵，每一两可加硼砂二钱溶化其中。愚初次细嚼远志尝之，觉其味酸而实兼有矾味。后乃因用此药，若末服至二钱可作呕吐，乃知其中确含有矾味，是以愚用此药入汤剂时，未尝过二钱，恐多用之亦可作呕吐也。

14.《本草正义》

远志，味苦入心，气温行血，而芳香清冽，又能通行气分。其专主心经者，心本血之总汇，辛温以通利之，宜其振作心阳，而益人智慧矣。古今主治，无一非补助心阳之功效，而李濒湖独谓其专入肾家，未免故为矫异，张石顽和之，非笃论也。《本经》主咳逆，则苦泄温通辛散，斯寒饮之咳逆自平，此远志又有消痰饮、止咳嗽之功，《别录》去心下膈气，亦即此意。《外台》载《古今录验书》胸痹心痛一方，中有远志，颇合此旨。《三因方》治一切痈疽，最合温通行血之义，而今之疡科，亦皆不知，辜负好方，大是可惜。颐恒用于寒凝气滞，痰湿入络，发为痈肿等证，其效最捷。惟血热湿热之毒，亦不必一例乱投，无分彼此耳。远志能利血之运行，而以为心家补益之品者，振动而流利之，斯心阳敷布而不窒滞，此补心之真旨也。然温升之品，必不宜于实热，如误用于热痰蒙蔽心包之证，得毋益张其焰。又所谓安魂魄，定惊悸者，亦谓补助心阳，则心气充而魂梦自宁，惊悸自定，非养液宁神以安宅者之可比。如因热生惊，及相火扰攘，而亦与以温升，其弊亦与痰热相等。又有远志能交通心肾之说，则心阳不振，清气下陷，及肾气虚寒，不能上升者，以远志之温升，举其下陷，而引起肾阳，本是证治。然人不察，每遇肾阳不藏，淫梦失精等证，亦曰此属坎离之不交，须以远志引之，使其水火交接，则相火愈浮，肾愈不摄，利九窍者适以滑精窍，益精者将反以失精矣。

附注：远志以其苗入药者，名为小草（《本经》），有"益精，补阴气"之功。可"止虚损、梦泄"。

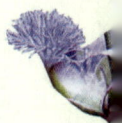

第二节　远志的应用

一、配伍效用

1. 远志配伍桔梗、杏仁

远志祛痰止咳，桔梗宣肺祛痰，杏仁止咳平喘。三药伍用，有祛痰止咳之功效，用于治疗咳嗽痰多、难以咯出者。

2. 远志配伍石菖蒲

石菖蒲味辛气温，芳香利窍，益气除痰，善于开通心窍。《重庆堂随笔》云："石菖蒲舒心气，畅心神，怡心情，益心志，妙药也。清解药用之，赖以祛痰秽之浊而卫宫城，滋养药用之，以宣心思之结而通神明。"远志味苦而温。能祛痰开窍，安神益志，《药品化义》云："远志，味辛重，大雄，入心开窍，宣散之药。凡痰涎伏心。壅寒心窍，致心气实热，为昏聩神呆，语言謇涩，为睡卧不宁，为恍惚惊怖，为健忘，为梦魇，为小儿客忤，暂以豁痰利窍，使心气通则神魂自宁也。"二药同入心经，均具祛痰开窍之功，然石菖蒲偏于辛散以宣其痰湿，而远志偏于苦降以定上逆之痰湿。配伍同用，相济奏效，使气自顺而壅自开，气血不复上脘，痰浊消散不蒙清窍，神志可清明，最宜用于痰气上冲，心窍不开所致的神志不清，昏懵不语或癫狂惊痫及痰浊气郁影响神明的一系列症状。

3. 远志配伍朱砂、茯苓、人参

远志宁心安神，朱砂镇惊安神，茯苓益脾和胃、宁心安神，人参益气安神。四者合用，有补益心脾、镇惊安神之效，用于治疗心脾两虚之惊悸多梦、心神不安等症。

4. 远志配朱茯神

朱茯神宁心安神，远志交通心肾，安神益志。心阳下交于肾，肾阴上承于心，水火相济，则寐安脑健，神清志明。两药配伍，安神定志之功力倍增且一偏于安神宁心兼健脾渗湿，一偏安神益智兼散郁化痰，对神志不宁，心肾不交之惊悸，少气及失眠尤效。

5. 远志配酸枣仁

配枣仁养心益肝，安神敛汗；远志肉安神益智，养心助脾，交通心肾。阴血不足，以致"阳亢不入于阴，阴虚不受阳纳。"可呈夜寐不安，时而惊悸胆怯。当治宜滋阴养血，使阴血充盈，心肝得养而神安惊止，阴阳济而睡眠宁。两药相伍，既滋阴养血，又交通心肾，善治肝血不足，心肾不交之失眠，惊悸，胆怯及妇人脏躁症。

6. 远志配莲子心

莲子心清泄心热而交通心肾，善治心火妄动，不能下交于肾之阴精失守，远志肉能通肾气，上达于心。而安神益智。两药合用，既清心热又能益肾志而交通心肾，颇宜用治心肾不交，心火上炎诸症。

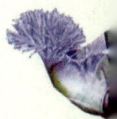

二、名方选录

1. 远志散

【处方】 远志（去心）、白术、人参（去芦头）、天门冬（锉去心，焙）、杜仲（去粗皮，微炙令黄，锉）、川椒（去目及闭口者，微炒去汗）、牛膝（去苗）、白茯苓、薯蓣、山茱萸、柏子仁、生干地黄、石斛（去根，锉）、黄芪（锉）各30g，甘草（炙微赤，锉）15g，肉桂（去皱皮）、鳖甲（涂酥炙令黄，去裙襕）各45g。

【制法】 上药捣细箩为散。

【功能主治】 治虚劳。心虚劳损，羸瘦，四肢无力，心神昏闷。

【用法用量】 每服3g，以温酒调下。空腹时服，一日二次。

【注意】 服药期间，忌鲤鱼、苋菜。

【摘录】《太平圣惠方》卷二十六。

2. 远志汤

【处方】 远志（去心）二钱半，人参（去芦）、石菖蒲、羌活（去芦）、细辛（洗，去苗）、麻黄（去根）各半两，赤芍药、白术各一两。

【功能主治】 治心经受病，多汗恶风，善怒，口不能言，其状但得偃卧，不可倾侧，闷乱冒绝汗出，风中于心也，唇色正赤，尚犹可治，急灸心腧百壮；或青黄不定，面色（目亭）战栗动者，不可治。

【用法用量】　上为细末，每服二钱，煎小麦汤调下，不拘时服。每日2次。

【摘录】　明·方贤着《奇效良方》。

3. 远志圆

【处方】　远志（去心，姜汁炒）、牡蛎（煅，取粉）各二两，白茯苓（去皮）、人参、干姜（炮）、辰砂（别研）各一两，肉苁蓉（净洗，切片，焙干）四两。

【炮制】　上为细末，炼蜜为圆，如梧桐子大。

【功能主治】　治丈夫、妇人心气不足，肾经虚损，思虑太过，精神恍惚，健忘多惊，睡卧不宁，气血耗败，遗沥泄精，小便白浊，虚汗盗汗，耳聋耳鸣，悉主之。

此药性温无毒，常服补益心肾，聪明耳目，定志安神，滋养气血。

【用法用量】　每服30粒，空心，食前，煎灯心盐汤下，温酒亦可。

【摘录】　宋·《太平惠民和剂局方》。

4. 远志丸

【处方】　远志（去心，姜汁炒）、牡蛎（煅，取粉）各60g，白茯苓（去皮）、人参干姜（炮）、辰砂（别研）各30g，肉苁蓉（净洗，切片，焙干）120g。

【制法】　上药为细末，炼蜜为丸，如梧桐子大。

【功能主治】　补肾养心，定志安神。治心肾两虚，精神恍惚，健忘多惊，睡卧不宁，遗精淋浊，虚汗盗汗，耳聋耳鸣。

【用法用量】　每服30粒，空腹时煎灯心、盐汤下，或温酒送下。

【摘录】　宋·《太平惠民和剂局方》卷五。

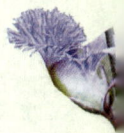

5. 远志丸

【处方】 远志（去心，炒）、山药（炒）、熟地黄、天门冬（去心）、龙齿（水飞）各180g，麦门冬（去心）、五味子、车前子（炒）、白茯苓、茯神（去木）、地骨皮、桂心各150g。

【制法】 上药为末，蜜丸如梧桐子大。

【功能主治】 治心肾气不足，惊悸健忘，梦寐不安，遗精，面色无华，足胫酸疼。

【用法用量】 每服30～50丸，空腹时温服，用酒或米汤送下。

【摘录】《三因极一病证方论》卷十三。

6. 远志丸

【处方】 远志（去心，姜汁淹）、石菖蒲各60g、茯神（去皮、木）、人参、龙齿、白茯苓各30g。

【制法】 上药研细末，炼蜜为丸，如梧桐予大，辰砂为衣。

【功能主治】 固摄精气，交通心肾，宁神定志。治因事有所大惊，夜多异梦，神魂不安，惊悸恐怯。

【用法用量】 每服70丸，食后、临卧用温开水送下。

【摘录】《重订严氏济生方》。

7. 健志丸

【处方】 天门冬（去心）、远志（去心）、白茯苓（去皮）、熟地黄各等分。

【制法】　上为细末，炼蜜为丸，如梧桐子大。

【功能主治】　久服令人不忘，耳目聪明，身体轻健。主健忘。

【用法用量】　每服40～50丸，空心米饮送下，每日2次。

【摘录】《准绳·类方》卷五。

8. 健忘预知散

【处方】　虎骨（酥炙）、白龙骨、远志肉各等分。

【制法】　上为末。

【功能主治】　久服令人聪慧，凡事不忘。主健忘。

【用法用量】　生姜汤调服，每日3次。

【摘录】《医方易简集》卷六。

9. 健忘丹

【处方】　远志（去心）、石菖蒲（去毛）、酸枣仁（炒）、麦冬（去心）各1两，归身（酒洗）、枸杞（甘州者）各2两，干菊花、生地黄、人参、黄连（姜炒）各5钱。

【制法】　炼蜜为丸，朱砂3钱为衣。

【功能主治】　心虚损，遇事多惊，做事健忘，读诵诗书健忘。

【用法用量】　每服50丸，茶送下。

【摘录】《医学便览》卷三。

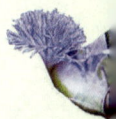

10. 远志莲粉粥

【处方】 远志30g，莲子15g，粳米50g。

【制法】 先将远志泡去心皮与莲子均研为粉，再煮粳米粥，候熟入远志和莲子粉，再煮一二沸。

【功能主治】 补中，益心志，聪耳明目。适用于健忘、怔忡、失眠等症。

【用法用量】 随意食用。

【摘录】《良方》。

三、临床应用

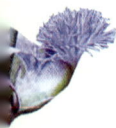

1. 心气不足，五脏不足，甚者忧愁悲伤不乐，忽忽喜忘，朝瘥暮剧，暮瘥朝发，发则狂眩

菖蒲、远志（去心）、茯苓各2分，人参3两。上四味，捣下筛，服方寸匕，后食，日三，蜜和丸如梧桐子，服6～7丸，日五，亦得。（《古今录验》定志小丸）

2. 治神经衰弱，健忘心悸，多梦失眠

远志（研粉），每服一钱，每日2次，米汤冲服。（《陕西中草药》）

3. 治久心痛

远志（去心）、菖蒲（细切）各1两。上二味，粗捣筛，每服3钱匕，水一盏，煎至七分，去渣，不拘时温服。（《圣济总录》远志汤）

4. 治痈疽、发背、疖毒，恶候浸大，不问虚实寒热

远志（汤洗去泥，捶去心）为末，酒一盏，调末3钱，迟顷，澄清饮之，以渣敷病处。（《三因方》远志酒）

5. 治喉痹作痛

远志肉为末，吹之，涎出为度。（《仁斋直指方论》）

6. 治脑风头痛不可忍

远志（去心），捣箩为细散，每用半字，先含水满口，即吸药入鼻中，仍揉痛处。（《圣济总录》远志散）

7. 治气郁成鼓胀，诸药不效者

远志肉四两（麸拌炒）。每日取5钱，加生姜3片煎服。（《本草汇言》）

8. 治小便赤浊

远志（甘草水煮，去心）半斤，茯神（去木）、益智仁各二两。上为细末，酒煮面糊为丸，如梧子大。每服50丸，临卧枣汤送下。（《朱氏集验医方》远志丸）

9. 治吹乳

远志酒煎服，渣敷患处。（《袖珍方》）

10. 善忘症

取远志为末，冲服。

11. 胸痹心痛（逆气膈中，饮食不下）

用远志、桂心、干姜、细辛、蜀椒（炒）各3两，附子（炮）2分，一起捣细，加

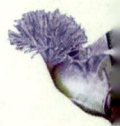

蜜和成丸子，如梧子大。每服3丸，米汁送下，每日3次。如不见效，可稍增加药量。忌食猪肉、冷水、生葱菜。此方名"小草丸"。

12. 喉痹作痛

用远志肉为末，吹扑痛处，以涎出为度。

13. 脑风头痛

把远志末吸入鼻中。

14. 吹乳肿痛

用远志焙干研细，酒冲服2钱。药渣敷患处。

15. 各种痈疽

用远志放入淘米水中浸洗过捶去心，研细。每服3钱，以温酒一杯调澄。清汁饮下，药渣敷患处。

四、临床报道

1. 治疗急性乳腺炎

远志500g，洗净，加水1500ml，小火煎5～6小时成糊状，纱布过滤，取液再浓缩，至煎液发黏即成远志膏。取药膏置纱布或白布上，敷患处并露出乳头，大多1次可以见效。适用于急性乳腺炎早期未化脓者，已化脓溃破者无效。〔中医杂志 1981；22（4）：78〕

2. 治疗阴道滴虫病

远志、补骨脂、大黄按0.5∶1∶1的比例配方，共研末，将半合成甘油脂肪酸酯100g置60℃水浴加热，溶解后加入药末100g，搅匀后倒入木模型制成重为1g的栓剂，每次1枚，15天为1疗程。治疗37例，近期治愈36例；远期复查31例，28例阴性。〔天津医药　1982；10（7）：436〕

3. 治疗麻风病神经反应

小花远志（又名小金牛草）60g（干品30g），加水2碗，煮剩半碗，睡前加糖服，每晚1剂。治疗17例，均有显著效果。〔中草药通讯　1973；（3）：13〕

第三节　远志的保健用途

一、药膳

1. 远志枣仁粥

远志肉、炒枣各10g，粳米50g。先将粳米投洗干净，放入锅内用清水煮粥。开锅后放入远志、枣仁，煮熟即可。此粥可在晚间作为夜宵食用。此粥宁心安神，对于心血不足、痰扰于神而引起的惊悸健忘、不寐多梦等症具有良好的缓解效果。

2. 远志汤

远志10g，水煎30分钟，取汁，一日内分2次温服。主治惊悸失眠、梦遗等症。

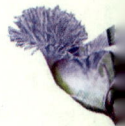

3. 安心汤

远志、甘草各10g，人参、茯神、当归、芍药各15g，麦冬50g，大枣20g，将诸药一同入锅，水煎30分钟，取汁即可。每日1剂，分3次温服。主治产后心悸、虚烦气短。

4. 远志小米粥

远志3g，小米50g，将两味放入锅中，加水熬煮成粥，每日早晚食用。

5. 远志鸡蛋汤

远志、葱花各5g，鸡蛋100g，水发木耳50g，食盐、味精各1g，香油3ml，做汤佐餐。

6. 安神定志茶

石菖蒲、远志各6g，茯苓、人参各3g，蜂蜜5g，将几味放入杯中，以沸水冲泡，加盖闷15分钟即可饮用。

二、药酒

1. 远志酒

远志10g，白酒500g。先将远志研成末状，浸入白酒。浸泡3日，即可饮用，每日服用1小盅。此酒安神益智、消肿止痛，适用于治疗惊悸失眠、迷惑善忘、痈疽肿毒等症。

附录一 远志种子质量标准

1 范围

本标准规定了远志种子质量要求、种子分级、分等和检验。

本标准适用于远志种子生产者、经营者和使用者。

2 规范性引用文件

下列文件中的条款通过本标准的引用而成为本标准的条款。凡是注明日期的引用文件，其随后所有的修改单（不包括勘误的内容）或修订版均不适用于本标准，然而，鼓励根据本标准达成协议的各方研究是可使用这些文件的最新版本。凡是不注日期的引用文件，其最新版本适用于本标准。

GB/T 3543.1—3543.7《农作物种子检验规程》

《中华人民共和国药典》（2015年版）（一部）

3 术语和定义

3.1 净种子

送验者所叙述的种（包括该种的全部植物学变种和栽培品种），其构造凡能明确的鉴别出它们是属于所分析的（已变成菌核、黑穗病孢子团或线虫瘿除外），包括完整的种子单位和大于原来种子1/2的破损种子单位都属于净种子。即使是未成熟的、瘦小的、皱缩的、带病的或发过芽的种子单位都应作为净种子。

3.2 其他植物种子

除净种子以外的任何植物种子单位，包括杂草种子和异作物种子。其鉴定原则与净种子相同。

3.3 杂质

除净种子和其他植物种子外的种子单位和所有其他物质和构造。包括：

（1）明显不含真种子的种子单位。

（2）破裂或受损伤的种子单位的碎片为原来大小的一半或不及一半的。

（3）脱下的不育小花、空的颖片、内外秤壳、茎叶、球果、鳞片、果翅、树皮碎片、花、线虫瘿、真菌（如麦角、菌核、黑穗病孢子团）、泥土、砂粒、石砾及其他非种子物质。

3.4 正常幼苗

在良好土壤及适宜水分、温度和光照条件下，具有继续生长发育成为正常植株的幼苗。远志的正常幼苗包括从发芽开始一直到发芽计数时间结束，幼苗都能一直正常生长，并且长出两片展开的，呈叶状的绿色子叶。

3.5 不正常幼苗

生长在良好土壤及适宜水分、温度和光照条件下，不能继续生长发育成为正常植株的幼苗。远志的不正常幼苗是指，虽已萌发，但由于初生感染（病源来自种子本身）引起，使幼苗主要构造发病和腐烂，并妨碍其正常生长者或者由于生理紊乱导致的胚轴未萌发子叶便已枯萎的幼苗。

3.6 发芽计数时间

根据适宜发芽条件下的发芽表现确定初次计数和末次计数时间。在初次计数时，把发育良好的正常幼苗从发芽床中捡出，对可疑的或损伤、畸形或不均衡的幼苗可以留到末次计数。在远志发芽试验中，以达到10%发芽率的天数为初次计数时间，初次计数时间一般在第7天，远志发芽周期一般为10天，末次计数时间为第10天。

3.7 发芽势

种子发芽初期（规定日期内）正常发芽种子数占供试种子数的百分率。种子发芽势高，则表示种子活力强，发芽整齐，出苗一致，增产潜力大。远志种子在发芽的第7天，发芽率开始迅速增加，所以远志种子发芽势为第7天正常发芽种子数占供试种子数的百分率。

4 质量分级标准

依据种子净度、水分、千粒重和发芽率将远志种子分级如下表附1–1。

表附1–1 远志种子质量分级标准

级别	发芽率（%）	千粒重（g）	净度（%）	水分（%）
Ⅰ级	≥89	≥3.065	≥90	≤9
Ⅱ级	≥83	≥2.924	≥90	≤9
Ⅲ级	≥75	≥2.900	≥85	≤9

5 检验方法

5.1 扦样

扦样只能由受过扦样训练、具有实践经验的扦样员（检验员）担任。

（1）扦样前准备　扦样前，扦样员应向种子经营、生产、使用单位了解该批种子的堆装混合、贮藏过程中有关种子重量的情况。

（2）扦取初次样品　参照GB/T 3543.2—1995规程，远志种子应选取单管扦样器扦样，扦样袋数应根据种子批袋装（容器）的数量确定扦样袋数，表附1-2的扦样袋数应作为最低要求。

表附1-2　袋装的扦样袋数

种子批的袋数（容器数）	扦取的最低袋数（容器数）
1～5	每袋都取样
6～15	不少于5袋
16～30	每3袋取样1袋
31～50	不少于10袋
51～400	每5袋取样1袋

（3）配制混合样品　若初次样品基本均匀一致，则可将其合并成混合样品。

（4）送验样品的分取及最小量　送验样品分取用四分法，将混合样品减到规定的数量。若混合样品的大小已符合规定，即可作为送验样品。根据药材种子的生产水平状况，参照与查找95规程中所列124种作物品种中，类似千粒重相近的其他属植物的限量，暂定如下：

远志种子批的最大重量为1000kg。送验样品总重量100g。其中净度分析试样10g，真实性与品种纯度送验样品20g，水分测定送验样品50g。

（5）送验样品的包装和发送　供水分测定用的样品应装入防湿容器内；与发芽试验和净度有关的送验样品不应装入密闭防湿容器内，可用布袋或纸袋包装。保留样品（封存样品）要在适宜条件下（低温、低湿、干燥）保存一个生长周期。远志样品包装封缄好后，应尽快送至检验室，不得延误。送验样品发送时必须附有扦样单（证书），并由双方签字。

（6）试验样品的分取　检验机构接到送验样品后，首先将送验样品充分混合，然后用四分法分取供各项测定用的试验样品，其重量必须与规定重量相一致。重复样品须独立分取，在分取第一份试样后，第二份试样或半试样须将送验样品一分为二的另一部分中分取。扦样后，必须立即填写扦样单（证书），并由双方签字。

5.2　净度分析

5.2.1　试验样品的分取

净度分析的试验样品应按扦样中规定的方法，从送验样品中用四分法分取，试验样品重量应在1.5～2.5g之间。

净度分析可用规定重量的一份进行分析。试样样品须称重，以"g"表示，精确至小数点后三位。

5.2.2　试样的鉴定与分离

（1）先用0.9mm的检验筛反复分离种子，大部分试样种子和细小的砂粒，泥土留在筛下，筛上的是一些植物茎、叶、其他植物种子和一些大型砂粒。

（2）将筛下的种子与尘粒的混合物用纸包住，反复揉搓，目的是将尘粒揉细，以便更好地筛掉。然后再把混合物用孔径0.5～0.9mm的筛子反复筛，大部分的试样种子留在筛上，筛下的是一些细小的尘粒。

（3）将各层混合物分别放在相应的器皿里，借助放大镜和镊子在试验台按样品顺序逐粒观察鉴定。将净种子、其他植物种子、杂质分开，并放入相应的器皿内，分别称重。

5.2.3 结果报告

（1）重量增失　将分析后的各种成分重量之和与原始重量比较，核对分析期间物质有无增失。若增失差超过原始重量的5%，则必须重做。

（2）试样分析　所有成分的重量百分率应计算到一位小数。其百分率的分析必须根据分析后的各成分重量总和计算，而不是根据试验样品的原始重量计算。

（3）重复间误差　两份试样各成分实际的差距不得超过GB/T 3543.3—1995《农作物种子检验规程》中的净度分析中表2中所示的容许差距，若所有成分都在容许范围内，则取其平均值；若超过，则再分析一份试样，若分析后的最高值和最低值差异没有大于容许误差两倍时，则填报三者的平均值。如果其中的一次或几次显然是由于差错造成的，那么该结果须去除。

（4）修约　分析结果应保留1位小数，各种成分的百分率总和必须为100%。小于0.05%的微量成分在计算中除外，如果其和是99.9%或100.1%，从最大值部分增减0.1%。

5.3　发芽试验

5.3.1　数取试验样品

试验样品须是当年采收的新种子，然后从混合均匀的净种子中随机取400粒，每重复100粒，将种子均匀地排在湿润的发芽床上，粒与粒之间要保持一定的距离。

5.3.2　发芽条件

远志种子的最佳发芽条件为20～30℃变温（光照8小时，30℃；黑暗16小时，20℃）。

5.3.3　幼苗鉴定和观察计数

远志种子的发芽标准为突破种皮的胚轴长度到达种子自身的长度并且开始出现绿色的嫩芽为发芽。在计数过程中，发育良好的正常幼苗应从发芽床中捡出，对可疑的不正常幼苗通常到末次计数，对试验过程中出现的严重腐烂的种子则随时捡出。

5.3.4　发芽管理

在种子发芽期间，发芽床应始终保持湿润，切忌断水，也不能过干。对于纸床可以用喷雾轻轻喷洒水，以保持湿润。温度应保持在所需温度的±2℃范围内。如发现霉菌滋生，应及时取出。当发霉种子超过5%时，应调换发芽床，以免霉菌传开。如发现腐烂死亡种子，则应将其除去并记载。

5.3.5　结果报告

试验结果以粒数的百分率表示。当一个试验的四次重复，正常幼苗百分率都在最大允许差距内（GB/T 3543.4—1995《农作物种子检验规程》），则其平均数表示发芽百分率。

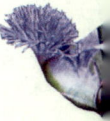

5.4 水分测定

种子的水分极易受外界环境条件的影响，所以在测定过程中要尽量避免水分的增失，如送检样品必须装在防湿容器中；样品接受后立即测定；测定过程中取样、磨碎和称重操作迅速。水分测定要求在相对湿度40%以下的室内进行。

5.4.1 高温烘干法

（1）用小匙充分搅拌样品，从中取出整粒种子15～20g，然后再称取4.5～5.0g的种子，每个样本做两次重复。

（2）先将样品盒预先烘干、冷却、称重，并记下盒号，然后将试样放入预先烘干和称重过的样品盒内，再称重（精确至0.001g）。将烘箱预热至140～145℃，打开箱门5～l0分钟后，烘箱温度须保持130～133℃。

（3）5小时后，用坩埚钳或戴上手套盖好盒盖（在箱内加盖），取出后放入干燥器内冷却至室温称重。

（4）取样时勿直接用手触摸种子，而应用勺或铲子。在实验过程中，应防止种子颜色由棕色变成黑棕色或黑色，以防分解水的流失。

5.4.2 结果计算和报告

根据烘后失去的重量计算种子水分百分率，若一个样品的两次测定之间的差距不超过0.2%，其结果可用两次测定值的算术平均数表示。否则，重做两次测定。

远志种子，易干燥，种子水分含量最低的为7.1%，最高的为9.2%，平均含水量8.2%，远低于其他农作物种子一般水分含量（13%～15%）的要求。

5.5　真实性鉴定

5.5.1　种子形态鉴定

种子的形状和颜色在遗传上是相当稳定的性状（但也受成熟期间气候条件和种子本身成熟度的影响），不同品种之间往往存在着显著差异，因此是鉴别植物种和品种的重要依据。

随机从送验样品中数取400粒种子，鉴定时须设重复，每个重复不超过100粒种子。根据种子的形态特征，必要时可借助扩大镜等进行逐粒观察，必须具有标准样品或有关资料。

远志种子形态：远志种子长倒卵形，长约3mm，宽约2mm，厚约2mm。种皮灰黑色，密被灰白色绢毛，先端有黄白色种阜，假种皮白色。有胚乳，黄白色，中间有黄色的胚，子叶2枚，长圆形，先端钝圆，基部凹入呈心形，下面有一短圆的胚根（图附1-1）。

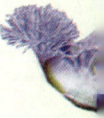

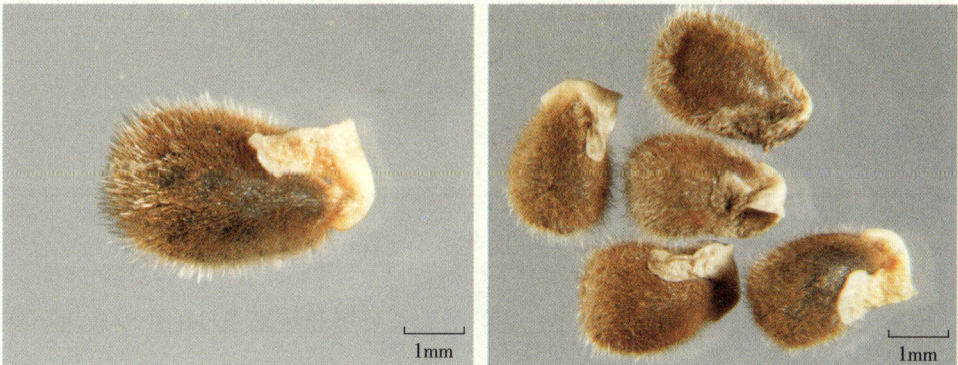

图附1-1　远志

5.5.2 蛋白质电泳鉴定

（1）样品制备　从远志种子中提取全蛋白，并且所提的样品浓度经酶标仪定量后为7.5μg/μl，每次上样量为20μl。

（2）电泳　电泳方法采取SDS-PAGE电泳，所需分离胶浓度为10%，浓缩胶浓度为5%。电泳完成后染色，脱色。

（3）真实性鉴定的结果　经过5次重现性试验后计算其谱带数和泳动率。并据此分析不同远志品种蛋白质水平上的差异。

5.6 种子重量测定

5.6.1 测定程序

远志种子很小，其重量测定采用了一千粒法。

（1）将净种子混合均匀，从中随机取试样2个重复，每个重复1000粒。

（2）将两个重复分别称重（g），称重结果保留4位小数。

（3）计算两个重复的平均重量及重复间误差。重复间误差即两份重复的差数与平均数之比，重复间误差不应超过5%，若超过应再分析第三份重复，直至达到要求，取差距小的两份计算测定结果。

5.6.2 结果计算和报告

远志种子千粒重一般低于1.0000g，因此结果应保留4位小数。

种子的大小虽然是遗传特性之一，但受生长环境和栽培条件的影响较大。所以千粒重不能作为鉴定品种的依据，千粒重多用来作为衡量种子品质的重要指标之一。

5.7　生活力测定

5.7.1　测定程序

（1）试剂配制　称取四氮唑（TTC）粉剂1g溶于100ml的缓冲液中即成1.0%的溶液。0.1%浓度溶液可用蒸馏水配制，如pH值不在6.5～7.5范围内，则采用缓冲液来配制。配成的溶液须贮存在黑暗处或棕色瓶里。

磷酸缓冲液的配制方法是，先配好两种母液：

母液Ⅰ：称取9.078gKH_2PO_4溶于1000ml蒸馏水中。

母液Ⅱ：称取9.472g Na_2HPO_4或11.876g $Na_2HPO_4 \cdot 2H_2O$溶解于1000ml的蒸馏水中。取母液Ⅰ2份和母液Ⅱ3份混合即成缓冲液。

（2）样品准备　从试验样品中做3个重复，每个重复200粒，为提高染色的均匀度，通常远志种子在染色前要进行预湿和穿孔。

预湿：每份种子在常温下浸泡8～12小时。

种子穿孔：在解剖镜下用镊子轻轻压住种子，用解剖刀在种子垂直腹缝线纵切去2/5。

（3）染色　将已准备好的种子样品放入染色盘中，加入1%浓度的四氮唑液以完全淹没种子，移置温度在30℃的黑暗或弱光下进行6～8小时染色反应。染色已很明显时，倒去四氮唑液，用清水冲洗。

（4）观察鉴定　观察时用镊子将种子胚轻轻挤压出来。

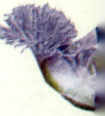

5.7.2 生活力鉴定标准

根据胚和胚乳组织的染色反应来区别组织有无生活力。凡胚的主要构造或有关营养组织全部染成有光泽的鲜红色为有生活力的种子，否则为无生活力种子。符合下列任意一条的列为有生活力种子一类：胚和子叶全部均匀染色；子叶远胚根一端≤1/3不染色，其余部分完全染色；子叶侧边总面积≤1/3不染色，其余部分完全染色。不满足以上条件的为无生活力种子。无生活力的远志种子包括：①胚全部为白色；②只有胚顶端染色，胚轴无色。

5.7.3 结果计算和报告

计算各个重复中有生活力的种子数，用百分率表示。

5.8 种子健康检验

5.8.1 测定程序

（1）种子外部带菌检测　从每份样品中随机选取200粒种子，放入50ml锥形瓶中，加入20ml无菌水充分振荡，吸取悬浮液1ml以2000转/分钟的转速离心10分钟，弃去上清液800μl，再加入800μl无菌水悬浮，制成孢子悬浮原液。再吸取100μl悬浮原液，加入900μl无菌水，即得稀释10倍的孢子悬浮液。再从10倍孢子悬浮液吸取100μl悬浮原液，加入900μl无菌水，即得稀释100倍的孢子悬浮液。吸取其中100μl加入到具PDA平板的培养皿中涂匀，相同操作条件下设无菌水空白对照，每处理重复4次。放入25℃恒温箱中，于黑暗条件下培养5天后观察菌落生长情况，计算孢子负荷量。

（2）种子内部带菌检测　从每份样品中随机选取300粒种子，放入5%次氯酸钠溶液中浸泡5分钟，然后用无菌水冲洗4遍，取100粒种子将种子横切，每粒种子弃去一半保留另一半，分别将种子均匀摆放在PDA平板上，每培养皿摆放20粒，4个重复。在25℃恒温培养箱中，于黑暗下培养5天后，观察菌落生长情况。然后统计真菌种类、分离频率和带菌率。

（3）种子带菌鉴定　将分离到的真菌分别进行纯化、镜检和转管保存。根据真菌培养性状和形态特征并参照有关真菌鉴定的工具书进行鉴定。

5.8.2 结果计算和报告

计算孢子负荷量，然后统计真菌种类，分离频率和带菌率，从远志种子健康检验结果来看，种子外表面携带的真菌种类较多，检测出的真菌主要是镰刀菌，而镰刀菌和远志的根腐病有关。

6 结果报告

检验项目结束后，按照结果报告的有关章条规定填报种子检验结果报告单。如果某些项目没有测定而结果报告单上是空白的，应在这些空格内填上"未检验"字样。

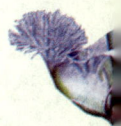

附录二　中药远志标准操作规程

　　魏志华等从远志的适应范围、引用标准、种类特征、产地环境、栽培管理、采收加工、包装储运以及质量检测标准等方面对远志的GAP栽培技术操作规程进行了系统的叙述，提出了达到远志药材"安全、有效、稳定、可控"目标的方法和依据。

1 适应范围

　　远志是一种适应性很强的中旱生植物，喜凉爽忌高温，耐干旱怕水涝，常见于北方向阳山坡草地、林缘、田埂和路旁。远志分布于东北、华北、西北、华中和四川等地，主产山西、陕西、河南、河北等地，以山西、陕西产量最大，销全国，并出口。从宋代开始认为河南开封为远志道地产区。

2 引用标准

　　GB 3095—1996《环境空气质量标准》；GB 15618—1995《土壤环境质量执行标准》GB 5084—92《农田灌溉水质量标准》《中华人民共和国种子管理条例》《中华人民共和国农作物种子检验规程》《中华人民共和国药典》（2015年版）（一部）（远志）；《药用植物及制剂进出口绿色行业标准》。

3 环境条件

3.1 对环境条件的要求

　　远志适宜的环境条件为：全年太阳总辐射量502.42～586.15J/m²，以565.22J/m²为最佳；

栽植地的年平均气温应在4～6℃，能承受−30℃的低温，耐38℃的高温，但持续时间过长，地上茎会提前凋萎，甚至影响种子成熟；需要的年降水量为300～500mm，适宜土壤为栗钙土、灰色土和草原黄砂土，湿土和低湿地不适于生长。

3.2　环境质量要求

3.2.1　大气环境

要达到国家质量GB 3095—1996《环境空气质量标准》二级以上，需检测总悬浮微粒、二氧化硫、氮氧化物及氟化物等。

3.2.2　水质

要达到《农田灌溉水质量标准》GB 5084—92二级以上，需检测pH，汞、福、铅、砷、铬、氟化物及氰化物含量；中药加工用水需达到生活用水标准。除检测以上项目外还要检测细菌总数和大肠菌数等。

3.2.3　土壤

要达到国家环境质量标准GB 15618—1995《土壤环境质量标准》二级以上，主要检测汞、氟、铅、砷及六六六和滴滴涕等残留量。

4　种类特征

远志药材的植物来源是远志科植物细叶远志或卵叶远志，为多年生草本，高20～40cm。根圆柱形，肥厚，淡黄白色，具少数侧根。茎直立或斜上，丛生，纤细，上部多分枝。叶互生，狭线形或线状披针形，长1～3cm，宽1～3mm，先端渐尖，基部渐窄，全缘；总状花序有稀疏的花；花淡蓝紫色，尊片5片，外轮3片比较小，内轮2片呈花瓣状；花瓣3，两侧瓣倒卵形，中央花瓣较大，呈龙骨瓣状，背面顶端有撕裂成条的鸡冠状附属物；雄蕊8，花蕊连合成鞘状并包围雌蕊；蒴果扁平，卵圆形，边有狭翅，绿色，光滑无毛；种子卵形，微扁，棕黑色，密被白色细绒毛；花期5~7月，果期7~9月。卵叶远志和远志形态很相似，主要区别是卵叶远志的叶呈椭圆形至矩圆形，长1~2cm，宽3~6mm；果实周围有短毛。

5 种子

5.1 采种

远志属总状花序，6月中下旬种子开始陆续成熟，每7~10天采收1次；也可在畦内行间铺塑料膜，让种子成熟以后自然掉落，再分次集中扫取；或者在7月中下旬种子大部分成熟时1次采收，虽较省工，但种子成熟度不一致，质量较差。远志播种7~10天出苗，出苗率17%~30%。

5.2 种子质量标准

种子为远志科植物细叶远志或卵叶远志的种子。其质量符合《中华人民共和国种子管理条例》。

5.3 病虫害检疫

按照《中华人民共和国农作物种子检验规程》GB/T 3543.1—1995进行检疫。

6 栽培管理

6.1 选地与整地施肥

选地势高燥、向阳、排水良好的砂质壤土地，施足基肥。施充分腐熟的堆肥

45 000～75 000kg/hm², 捣细撒匀, 耕翻25～30cm, 整平耙细, 做成1m宽的平畦, 便于排灌。

6.2　直播或育苗

6.2.1　直播

春播及秋播均可。春播于4月中、下旬, 秋播于10月中、下旬或11月上旬进行。在整好的畦上, 按行距15～20cm开浅沟条播, 将种子均匀地撒于沟内, 或按行距20cm, 株距15cm开穴点播, 每穴播种子4～5粒。播后覆细土1.0～1.5cm, 用脚踩一遍, 然后捶平、浇透水。播后约半个月开始出苗, 秋播的在播种次年春天出苗。播种量12～15kg/hm²。

6.2.2　育苗

3月上、中旬, 在苗床上开浅沟条播, 播种后覆土1.0～1.5cm, 脚踩, 轻捶后浇水。要保持苗床潮湿, 苗床温度在15～20℃为宜。播种后约10天出苗, 苗高6cm左右即可定植。定植后选择阴雨天或16∶00以后, 按行株距（15～20）cm×（3～6）cm定植。

6.3　田间管理

6.3.1　中耕除草

远志植株矮小细弱, 故在生长期要经常中耕除草, 以免杂草掩盖远志苗。

6.3.2　排灌

因远志喜干燥, 除种子萌发期、幼苗期保持土壤湿润, 严重干旱、追肥后适量浇水外, 一般不必经常浇水。在雨季要注意排水, 以免田间积水烂根。

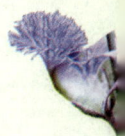

6.3.3 追肥

在施足基肥的基础上，每年春、冬季及4～5月各追肥1次，以提高根部产量，追肥以有机肥或磷肥为主，可追饼肥300～375kg/hm²或过磷酸钙225～300kg/hm²。

6.3.4 培土

等到冬季，远志地上部分枯萎后，将行间土埋在远志上面，以防冻害。

7 采收加工

种植3～4年后，在春季出苗前或秋季地上部分枯萎后，挖取根部，除去残茎及泥土、杂质，阴干或晒干。趁鲜时，选择较粗的根，用木棒捶松或用手搓揉，抽去木心，称"远志筒"；较细的根用木棒捶裂，除去木心，称"远志肉"；最细小的根不去木心，称"远志棍"。

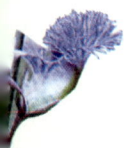

参考文献

[1] 国家药典委员会编. 中华人民共和国药典 [M]. 北京：中国医药科技出版社，2015：156.

[2] 江苏新医学院. 中药大辞典：上册 [M]. 上海：上海科学技术出版社，2005：242.

[3] 中国科学院《中国植物志》编辑委员会. 中国植物志 [M]. 北京：科学出版社，1999.

[4] 滕红梅，胡正海. 远志的生物学及化学成分研究进展 [J]. 中草药，2007，38（8）：1276-1279.

[5] 张培轩，段瑞，黄鹏. 中国远志属药用植物资源及地理分布 [J]. 基层中药杂志，2002，16（6）：42-43.

[6] 王桂霞，安广义，孟庆瑞，等. 太行山中部野生远志分布与岩石相关性研究 [J]. 西北林学院学报，2006，21（6）：50-53.

[7] 李占林，赵云生，毛福英，等. 晋产远志种质资源药材性状研究 [J]. 中国农学通报，2006，22（6）：383-386.

[8] 赵云生，万德光，严铸云，等. 远志资源生产现状调查 [J]. 亚太传统医药，2014，10（14）：1-3.

[9] 田洪岭，牛变花，王耀琴，等. 远志栽培现状及推广前景分析 [J]. 安徽农业科学，2016，44（15）：112-113.

[10] 赵云生. 远志规范化栽培及晋产种质资源的品质评价 [D]. 成都：成都中医药大学，2005.

[11] 田伟，温春秀，周巧梅等. 不同来源远志种子的质量比较 [J]. 现代中药研究与实践，2006，20（5）：18-20.

[12] 赵云生，毛福英. 远志需肥特性研究 [J]. 西北药学杂志，2006，21（5）：206-207.

[13] 唐姗，马红，尹春梅. 无土栽培条件下远志最佳施肥方案 [J]. 吉林农业大学学报，2014，36（6）：670-673.

[14] 赵云生，李占林，毛福英，等. 远志栽培密度试验报告 [J]. 中药材，2006，29（7）：652-653.

[15] 魏志华，阎红敏，王新民，等. 中药远志GAP标准操作规程 [J]. 安徽农业科学，2008，36（17）：7471-7472.

[16] 张英泽. 新绛县旱垣地远志高产栽培技术研究 [J]. 农业技术与装备，2010（16）：35-36.

[17] 陈士林，魏建和，黄林芳，等. 中药材野生抚育的理论与实践探讨 [J]. 中国中药杂志，2004，29（12）：5-8.

[18] 冯亦平，郭吉刚，王玉庆. 远志保护地栽培技术研究 [J]. 山西农业大学学报（自然科学版），2007，27（2）：168-170.

[19] 郭淑红，田洪岭，许陶瑜，等. 远志品种晋远1号 [J]. 中国种业，2012（11）：79.

[20] 薛志斌. 远志绿色种植技术 [J]. 农业技术与装备，2014（9）：53-55.

[21] 王登良，齐世军，王勇，等. 济南远志无公害栽培技术规程 [J]. 山东农业科学，2013，45（9）：

113-114.

[22] 段因生. 远志夏播高产技术 [J]. 农村科技开发, 1999 (7): 17.

[23] 杨春莲, 付保来, 武会来. 远志规范化栽培技术 [J]. 河北农业, 2009 (7): 6-7.

[24] 卫生部, 国家医药管理局. 七十六种药材商品规格标准 [S]. 1984: 29.

[25] 龚千锋. 中药炮制学 [M]. 9版. 北京: 中国中医药出版社, 2012: 360-361.

[26] 毛福英, 赵云生, 王建寰. 远志炮制历史沿革及研究进展 [J]. 亚太传统医药, 2010, 6 (10): 148-150.

[27] 魏志华, 阎红敏, 王新民, 等. 中药远志GAP标准操作规程 [J]. 安徽农业科学, 2008, 36 (17): 7471-7472.

[28] 国家药典委员会. 中华人民共和国药典: 一部 [M]. 北京: 化学工业出版社, 2015: 157.

[29] 周文兰, 蒋宝荣. 远志及其掺伪品白薇的鉴别 [J]. 时珍国医国药, 2001, 12 (5): 429.

[30] 彭康莉, 刘军. 远志与伪品幼椿白皮的鉴别 [J]. 内蒙古中医药, 1997, (51): 86.

[31] 万德光, 陈幼竹, 刘友平, 等. 远志掺伪品——麦冬须根 [J]. 成都中医药大学学报, 1998, 21 (2): 49.

[32] 张培轩, 段瑞, 黄鹏. 远志与其常见伪品的鉴别 [J]. 时珍国医国药, 2003, 14 (6): 354.

[33] 滕红梅, 胡正海. 远志的生物学及化学成分研究进展 [J]. 中草药, 2007, 38 (8): 1276-1279.

[34] 刘大伟, 康利平, 马百平. 远志化学及药理作用研究进展 [J]. 国际药学研究杂志, 2012, 39 (1): 32-36, 44.

[35] 范颖, 梁茂新. 远志潜在功能的发掘与利用 [J]. 江西中医药, 2016, 47 (406): 10-13.

[36] 吴征镒. 新华本草纲要 [M]. 上海: 上海科学技术出版社, 1990: 287.

[37] 中国药材公司编著. 中国中药源志要 [M]. 北京: 科学出版社, 1994: 662.

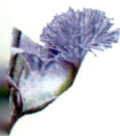